Morbus Crohn unter Kontrolle

Mein Fazit aus 15 Jahren mit einer chronisch entzündlichen Darmerkrankung

Joachim Braun

Fotografie: Patrick Rannacher

Cover-Gestaltung: Svetlin Angelov

ISBN: 9781086974348

Haftungsausschluss:

Der Inhalt dieses Buchs dient ausschließlich zur Information zu den behandelten Themen. Dieses Buch ist nicht zur Diagnose oder Behandlung von Krankheiten bestimmt. Für die Diagnose oder Behandlung eines medizinischen Problems wenden Sie sich bitte an Ihren Arzt. Der Autor ist nicht verantwortlich für Gesundheitszustände oder Allergien, die eine medizinische Überwachung erfordern könnten, und er ist nicht haftbar für Schäden oder negative Folgen aus einer Behandlung, Maßnahme, Anwendung oder Supplementierung, die in diesem Buch enthalten ist. Die Verweise dienen nur zu Informationszwecken und stellen keine Billigung von Websites oder anderen Quellen dar. Die Leser sollten sich bewusst sein, dass sich die in diesem Buch aufgeführten Websites ändern können.

INHALTSVERZEICHNIS

VORWORT

Dieses Buch ist für Menschen geschrieben, die an Morbus Crohn bzw. Colitis Ulcerosa leiden oder die Angehörige beziehungsweise Freunde haben, die von einer dieser Krankheiten betroffen sind. Auch Menschen mit Reizdarmsyndrom können von meinen Erfahrungen profitieren.

Mein Name ist Joachim Braun, ich habe seit 2004 Morbus Crohn (Erstdiagnose 2005). Bis Ende 2016 war mein Krankheitsverlauf chronisch aktiv – das heißt: Statt in Schüben zu verlaufen, war die befallene Schleimhaut etwa 12 Jahre lang mäßig bis massiv entzündet, vor allem im letzten Dünndarm-Abschnitt und im absteigenden Dickdarm und Sigma. Hinzu kam, dass ich lange Jahre Kortison-abhängig war.

Zum Zeitpunkt, an dem ich diese Zeilen schreibe, ist es Juli 2019 und ich bin seit etwa 3 Jahren in stabiler, koloskopisch gesicherter Remission. Es ist also keine Entzündung mehr zu sehen, nur ein paar Vernarbungen. Zudem benötige ich derzeit kein Kortison.

Wie habe ich das geschafft?

Genau darum geht es auf den folgenden Seiten. Das hier soll kein ein ausschweifender Roman sein. Du hast in dieses Buch investiert und ich möchte, dass du den maximalen und schnellstmöglichen Nutzen aus meinen Erfahrungen, meiner Geschichte und meinen Fehlern ziehst. Deshalb habe ich das Buch in drei Kapitel aufgeteilt:

Das erste Kapitel beschreibt dir, mit welchen ernährungsbezogenen Maßnahmen ich meinen Krankheitsverlauf entscheidend verbesserte und zwei von drei Medikamenten absetzen konnte. Das zweite erzählt dir, welche Supplemente ich nehme, um meinen Zustand zu stabilisieren. Und das dritte Kapitel führt dir anekdotisch vor Augen, welche Fehler ich im Laufe meiner Krankheitsgeschichte machte, damit du aus ihnen lernen kannst, ohne sie selbst zu begehen.

Was mir wichtig ist: Als Patient mit einer chronisch entzündlichen Darmerkrankung (CED) ist es essentiell, bei einem Gastroenterologen in Behandlung zu sein. Das Thema Ernährung sehe ich ganz klar als Ergänzung zur schulmedizinischen Therapie, auch wenn sie bei mir persönlich eine der wichtigsten Stellschrauben ist. Ich werde hier keine Empfehlungen zur Einnahme oder Dosierung von Medikamenten geben. Und ich rate dir wirklich, nichts an deinen Medikamenten anzupassen, ohne deinen Arzt vorher ins Boot zu holen.

WIE ICH EINE LÄNGST BEKANNTE DIÄT FÜR MICH NOCH WIRKUNGSVOLLER MACHTE

„Essen Sie, was Sie vertragen." Ich glaube, es gibt keinen CED-Patienten, der diesen Satz nicht schon einmal von einem Arzt gehört hat. Und obwohl an diesem Ratschlag aus meiner Sicht nichts Falsches ist – hilfreich ist er kaum. Denn wie will ich herausfinden, welche einzelnen Lebensmittel ich vertrage, wenn die Verdauung ein einziges schmerzhaftes Durcheinander ist? Vor dieser Frage stand auch ich immer und immer wieder. In den ersten 12 Jahren meiner Erkrankung habe ich aber nur die Erkenntnis gewonnen, dass ich wohl Ballaststoffe (insbesondere Vollkorn und Hülsenfrüchte), scharfe Gewürze und Alkohol nicht vertrage.

Gut ging es mir durch weglassen dieser Dinge aber trotzdem nicht, sondern besser gesagt: einfach nur weniger schlecht. Durchfälle, Krämpfe und ein ständiges Ziehen im linken und rechten Unterbauch waren an der Tagesordnung. Und da ich durch kein Medikament in Remission kam, habe ich immer wieder nach Ernährungsweisen Ausschau gehalten, die bei meinem Problem angepriesen werden. Denn ich persönlich war schon immer der Ansicht, dass es mehr als mutig ist zu glauben, die Ernährungsweise habe keinen signifikanten Einfluss auf eine Darmkrankheit.

Wenn man so das Internet durchforstet, stößt man auf die unterschiedlichsten Ansätze, welche Ernährungsform bei Autoimmunerkrankungen im Allgemeinen und bei CEDs im Speziellen helfen soll. Würde man sie alle befolgen, so dürfte man gar nichts essen. Daher blieb für mich nur eine Option übrig: ausprobieren.

Während den Hochs und Tiefs in meinem Krankheitsverlauf habe ich so einige Ernährungsformen getestet, darunter vegetarisch, haushaltszucker- und weizenfrei, nur Obst und Gemüse oder sogar nur Dinkel. Nachhaltig geholfen hat mir aber nur eine Ernährungsweise, nämlich die spezielle Kohlenhydrat-Diät, kurz SCD.

Die Annahme hinter dieser Diät ist, dass es Darmkranken nicht möglich ist, komplexe Kohlenhydrate hinreichend in einfache Kohlenhydrate aufzuspalten und resorbieren zu können. Daher werden Kohlenhydrate wie Stärke (Vielfachzucker), Haushaltszucker (Zweifachzucker), Milchzucker (Zweifachzucker) etc. aus der Kost ausgeschlossen, um – vereinfacht ausgedrückt – das Wachstum „schädlicher" Bakterien und Pilze v.a. im Dickdarm zu reduzieren. Der Effekt ist angeblich, dass weniger Keime die entzündete und damit löchrige Schleimheut (Leaky Gut) durchdringen können, so dass die Immunreaktion im Darm nicht mehr so stark angefeuert wird. Hinzu kommt, dass man bei der SCD automatisch Getreide und damit Anti-Nährstoffe wie Gluten vermeidet, die besonders bei einem vorgeschädigten Magen-Darm-Trakt die Schleimhaut noch durchlässiger machen und den „Teufelskreis" der Entzündung ankurbeln.

Wenn diese Diät so effektiv sein soll – warum wird sie dann nicht von Gesundheitsfachkräften empfohlen?

Ärzte und Ernährungsberater sind mit eindeutigen Ernährungsempfehlungen für CED-Patienten deshalb so zurückhaltend, weil die Studienlage hierzu recht dünn und damit zu wenig verlässlich ist. Meistens rät man CED-Patienten, sich nicht unnötig einzuschränken, und keine „Angst" vor dem Essen zu entwickeln, um Nährstoffdefizite zu vermeiden. Auf der einen Seite ist sich die Wissenschaft heute durchaus bewusst, dass die Ernährung und die Darmflora ein wichtiger Faktor bei der Behandlung von CEDs sein könnte, auf der anderen Seite fehlt es an groß angelegten klinischen Studien.

Bezüglich der SCD gibt es trotzdem einige spannende Daten:

- 2014 nahmen sieben an Morbus Crohn erkrankte Kinder an einer Studie zur SCD teil. Sie alle profitierten von der Diät. Denn die Kontrolluntersuchungen nach drei Monaten zeigten, dass sämtliche CED-Symptome signifikant gelindert waren und dass sich Entzündungsparameter wie Serum Albumin, CRP und Stuhl-Calprotectin entweder erheblich verbessert oder normalisiert hatten.[1]

- Eine 2015 durchgeführte Beobachtungsstudie mit 50 CED-Patienten zeigte: Bei 66% der Patienten verschwanden durch die SCD alle CED-Symptome nach durchschnittlich 9,9 Monaten.[2]

- Und in einer 2016 durchgeführten Online-Befragung von 451 CED-Patienten gaben 42% Prozent der Teilnehmer an, dass die SCD ihnen beim Erreichen der Remission half.[3]

Auch wenn diese Erhebungen nicht den allerhöchsten wissenschaftlichen Ansprüchen genügen mögen – sie

---

[1] *Nutritional therapy in pediatric Crohn disease: the specific carbohydrate diet.* Suskind et al., 2014.
[2] *The Specific Carbohydrate Diet for Inflammatory Bowel Disease: A Case Series.* Kakodkar et al., 2015.
[3] *Patients Perceive Clinical Benefit with the Specific Carbohydrate Diet for Inflammatory Bowel Disease.* Suskind et al., 2016.

zeigen trotzdem, wie viel Potenzial in der SCD steckt. Und mir gaben sie genügend Motivation, der SCD eine Chance zu geben. Wie sich herausstellte, musste ich aber einige Anpassungen an dieser Ernährungsweise vornehmen, damit sie für mich funktionierte.

7 Dinge, die ich an meiner Ernährung angepasst habe

Ob Mandelbrot, Kokosmehl oder Obstsalat: Vieles, was in der SCD eigentlich erlaubt ist, vertrage ich nicht – selbst nach 3 Jahren. Andere Lebensmittel hingegen, die eigentlich nicht SCD-konform sind, vertrage ich gut, zum Beispiel Rohmilch. Grundsätzlich glaube ich, dass man als CED-Betroffener nicht zu dogmatisch an eine Ernährungsumstellung wie die SCD herangehen sollte, damit man sich einerseits nicht unnötig einschränkt, oder schlimmer: die Ernährungsumstellung abbricht, obwohl sie durch kleinere Anpassungen geholfen hätte.

Bevor ich mit der SCD startete, bestand mein Speiseplan grob gesagt aus der westlichen Mischkost: Ich habe versucht, mich möglichst abwechslungsreich zu ernähren – mit Teigwaren, Fleisch, Fisch, Milchprodukten, Obst und gekochtem Gemüse, aber zugegeben auch Süßigkeiten. Verzichtet habe ich weitestgehend auf Vollkornprodukte, schwer verdauliche Obstsorten und andere Lebensmittel mit hohem Ballaststoffanteil.

Zur Entscheidung, die SCD zu testen, kam es im September 2016. Ich lag damals im Krankenhaus und meine Entzündung war trotz drei potenten Medikamenten – Entyvio, Methotrexat und Budesonid – nach wie vor aktiv. Mit meinem Smartphone habe ich begonnen, jeden Erfahrungsbericht aufzusaugen den ich finden konnte – und ich bin dankbar für jeden einzelnen.

Jetzt möchte ich meine Perspektive teilen. Und ich hoffe, sie hilft dir dabei, die SCD auf deine eigenen Anforderungen zuzuschneiden, falls du dich (erneut) dazu entscheidest, ihr eine Chance zu geben. Was habe ich also konkret an meinem Speiseplan geändert und wie habe ich die SCD auf mich angepasst?

1. Stärkehaltige Lebensmittel weglassen. Ich habe alle Getreidesorten (auch Reis) und Kartoffeln aus meinem Speiseplan gestrichen. In diesem Punkt stimmt mein Ernährungsplan also exakt mit der SCD überein.

2. Fruchtzucker reduzieren. Da ich festgestellt hatte, dass ich nach dem Verzehr von Speisen, in denen Fruchtzucker enthalten ist, Probleme wie Blähungen und Durchfall bekam, habe ich diesen Zucker in meinem Speiseplan so stark wie möglich reduziert. Das ist zwar ein Einfachzucker und damit „SCD-konform“, aber der Körper kann am Tag nur eine begrenzte Menge davon verwerten. Selbst ein gesunder Körper nimmt am Tag nur zwischen 20g und 80g Fructose am Tag auf, manche sprechen sogar von weniger als 20g. Alles, was der Körper an Fruchtzucker nicht resorbiert, landet bei den Bakterien und Pilzen im Dickdarm. Und genau das will man mit der SCD vermeiden.

Am Anfang der Diät soll ja Honig, Fruchtsaft-Wackelpudding oder Apfelmus erlaubt sein. Das habe ich natürlich ausprobiert und sogar versucht, die darauffolgenden Symptome für mich herunterzuspielen, aber letztendlich habe ich es dann eingesehen und weggelassen. Meine Schlussfolgerung dazu: Nur weil etwas „natürlich“ ist, heißt das nicht, dass es auch besser verträglich oder sogar gesünder für mich ist.

3. Glucose/Dextrose nutzen. Dies vereinfacht die Diät für mich ungemein: Indem ich 100g bis 150g pro Tag zu mir

nehme (natürlich aufgeteilt in kleine Tagesdosen), verhindere ich den Kohlenhydratentzug. Dieser Zucker geht direkt und – anders als die Fruktose – unbegrenzt ins Blut und steht den Bakterien im Dickdarm daher nicht zur Verfügung. Der Verdauungsaufwand ist gleich null. Ein paar mal am Tag ein, zwei Teelöffel in Wasser oder Tee und ich habe meinen Bedarf an Kohlenhydraten gedeckt. Außerdem habe ich es so viel einfacher, auf meine benötigten Kalorien zu kommen, um mein Gewicht zu halten.

Natürlich gibt es auch gewisse Nachteile in Bezug auf Dextrose: Wenn man zu viel auf einmal nimmt, werden Blutzuckerschwankungen begünstigt, was zum Beispiel Müdigkeit hervorrufen kann. Denn Einfachzucker bewirkt einen schnellen Anstieg des Blutzuckerspiegels. Der Insulin-Ausstoß ist also zunächst höher, endet aber schneller als bei langkettigen Kohlenhydraten – diese rufen einen langsameren, kontinuierlichen Insulin-Ausstoß hervor. Im Hinblick auf den Fettstoffwechsel gelten Einfachzucker daher grundsätzlich als ungesünder als komplexe Zucker. Jedoch: Dieses Argument kann man ganz grundsätzlich gegen die SCD anführen. Denn auch wenn die SCD-konformen Zucker aus Obst, Gemüse oder Honig stammen: Es bleiben Einfachzucker.

Ein wichtiger Unterschied besteht vielmehr darin, dass reine Dextrose leere Kalorien liefert, also keine Vitamine und Spurenelemente mitbringt. Deshalb habe ich meine Ernährung – als ich im Rahmen der SCD noch sehr wenig pflanzliche Lebensmittel konsumierte – mit Multivitamin-Kapseln ergänzt. Klar: Als nachhaltig gesund ist dieses Vorgehen trotzdem nicht zu bezeichnen, aber in meiner speziellen Lage, lag die Priorität auf der Schonung meines Darms.

In Elaine Gottschalls Buch „Breaking the Vicious Cycle“

ist Dextrose-Pulver verboten, da der Herstellungsprozess angeblich nicht 100-prozentig rein sein soll und im Endprodukt noch langkettige Kohlenhydrate enthalten seien. Das mag früher so gewesen sein. Allerdings ist das Buch über 30 Jahre alt und wenn man heute reine Dextrose kauft, dann ist da auch reine Dextrose drin. Ich glaube, wenn mehr Menschen, die mit der SCD anfangen, Dextrose nutzen würden, wäre die Abbruchrate der Diät deutlich geringer.

4. Wenig Ballaststoffe essen. Die Ernährungsrichtlinien zu Morbus Crohn und Colitis Ulcerosa besagen, dass man in der Remission, viele Ballaststoffe essen soll, um die schubfreie Zeit zu verlängern. Und auch die SCD erlaubt Ballaststoffe grundsätzlich in unbegrenzter Menge, sofern sie verträglich sind. Doch mir persönlich geht es am besten, wenn ich den Konsum pflanzlicher Faserstoffe in Grenzen halte. Nüsse, zu viel Obst und schwer verdauliches Gemüse reizen meine Schleimhaut auch nach mehreren Monaten noch. Das kann natürlich bei jedem unterschiedlich sein und bei mir liegt es womöglich daran, dass der Darm durch die jahrelange Entzündung nach wie vor gereizt oder vielleicht sogar nachhaltig geschädigt ist.

Ich esse so viele Ballaststoffe, dass ich keine Verstopfung bekomme, daher kommt bei mir durchaus gekochtes oder gedünstetes Gemüse wie Karotten, Brokkoli oder Blumenkohl auf den Tisch. Auch bestimmte Obstsorten wie Mango oder Ananas vertrage ich zumindest in Maßen gut. Meine Empfehlung ist also, mit Ballaststoffen zumindest vorsichtig zu sein ¬– insbesondere in der Anfangszeit der SCD.

5. Keinen Alkohol konsumieren. Klare Alkohol-Sorten sollen in der SCD erlaubt sein, aber bei mir keine Chance. Kippe ich einen Kurzen, kann ich mir sicher sein, die nächsten drei Tage wenig Freude mit meinem Bauch zu

haben. Eine Studie zeigt übrigens, dass Alkohol die Durchlässigkeit der Darmschleimhaut deutlich erhöht und Entzündungen fördert.[4] Dieses Resultat passt auch zu meinen Erfahrungen, und ich würde jedem CED-Patienten empfehlen, auf Alkohol weitestgehend zu verzichten.

6. Rohmilchprodukte ergänzen. Ja, Milchzucker ist ein Doppelzucker und damit nicht SCD-konform. Doch angeregt durch Berichte im Internet, habe ich es trotzdem gewagt zu testen, inwieweit ich Rohmilch vertrage. Und siehe da: Im Gegensatz zu „herkömmlicher Milch" aus dem Supermarkt, von der mir nicht einmal ein Glas bekommt, kann ich von Rohmilch problemlos einen Liter am Tag trinken – auch wenn dies nicht besonders gesund wäre. Die bessere Verträglichkeit liegt wohl darin begründet, dass die von Natur aus enthaltenen Enzyme und Milchsäurebakterien in der nicht-pasteurisierten Rohmlich intakt bleiben. Sie verdaut sich sozusagen fast selbst. Zudem wird der Dickdarm mit probiotischen Bakterien versorgt.

7. Knochenbrühe kritisch testen. In „Breaking the Vicious Cycle" wird empfohlen, Knochenbrühe zu essen – insbesondere in den ersten Tagen der SCD, der so genannten Intro-Diät. Die Brühe soll dem Darm wichtige Mineralien zuführen, die der Schleimhaut bei der Regeneration helfen. Ich habe dieses Gericht in den letzten Jahren mehrmals getestet. Doch ob ich das Fett nach dem Kochen abseihe oder nicht, ob ich Hühnerknochen oder Rinderknochen verwende – jedes Mal bekam ich starken Durchfall von der Brühe. Und ich glaube nicht, dass es sich dabei um Entgiftungserscheinungen handelte. Mein Tipp also: Falls du den Eindruck hast, Knochenbrühe bekommt dir nicht, versuche es einfach ohne.

---

[4] *The leaky gut of alcoholism: possible route of entry for toxic compounds.* Bjarnason et al., 1984.

Nach welchem Leitfaden ich neue Lebensmittel einführe

Wie bereits angesprochen gibt es aus meiner Sicht leider keine Diät, die man als Crohn- oder Colitis-Patient eins-zu-eins – im Sinne einer Blaupause – anwenden kann, auch die SCD nicht. Ich denke, dass es den meisten CED-Patienten gut tun würde, auf Getreide und andere Stärkehaltige Produkte zu verzichten. Bei den übrigen Lebensmitteln gehört aber ein gewisses Experimentieren dazu. Das macht es zwar aufwendiger, herauszufinden, was einem bekommt – dafür erhält man aber mehr Flexibilität, wenn man nicht allen vorgegebenen Regeln dogmatisch folgt. Wichtig ist, sich einzugestehen, falls ein bestimmtes Lebensmittel nicht vertragen wird. Denn ohne diese Ehrlichkeit zu sich selbst wird keine Ernährungsumstellung helfen.

Viele Befürworter der SCD empfehlen, nach der Intro-Diät das Phasenmodell anzuwenden. Zwar ist dieses Modell nicht Bestandteil des Buchs von Gottschall, doch hat es sich in der Praxis bereits gut bewährt. Die Idee dahinter ist, dass sich der Darm Stück für Stück erholt, je länger man auf der SCD ist, so dass man dann nach und nach auch schwerer verdauliche Gemüsesorten und Nüsse wieder einführen kann.

Ich glaube auch, dass das ein gutes Modell ist, leider hat es bei mir nur sehr eingeschränkt funktioniert. Daher gehe ich etwas anders vor:

<u>Schritt 1: Die sicheren Basics finden</u>

Entscheidend war für mich zunächst, eine Auswahl an Lebensmitteln zu finden, von denen ich mir sicher sein kann, sie auf jeden Fall zu vertragen. Und zwar selbst dann, wenn es mir einmal schlecht gehen sollte – sei es aufgrund eines fehlgeschlagenen Lebensmittel-Experiments oder aufgrund von zu viel Stress. Logischerweise habe ich diese Liste zu Beginn der Diät für mich erstellt, als mein Darm noch entzündet und sehr empfindlich war. Wichtig ist natürlich: Die Basics sollten alle Makronährstoffe und möglichst viele Mikronährstoffe abdecken.

Nachdem ich Getreideprodukte und Kartoffeln konsequent aus meinem Speiseplan gestrichen hatte, war es für mich nicht schwer, eine solide Liste an für mich verträglichen Lebensmitteln zusammenzustellen:

- Karotten (gekocht)
- Brokkoli (gekocht)
- Hühnchen
- Schwein
- Rind
- Hühnereier
- Hartkäse
- Dextrosepulver
- Butter

Aus Erfahrungsberichten anderer Betroffener weiß ich: Insbesondere Hartkäse und Hühnereier könnten Probleme verursachen. Hätte sich bei mir in den ersten Tagen nichts gebessert, hätte ich daher vorerst auch auf diese Lebensmittel verzichtet.

Indem ich zwei Wochen lang ausschließlich die oben genannten Lebensmittel aß, stabilisierte sich mein Zustand deutlich: Bauchschmerzen und Durchfälle gingen zurück und ich fühlte mich deutlich fitter als zuvor. Entscheidend dabei waren aus meiner Sicht drei Dinge:

Erstens, ausreichend viel zu essen. Denn da die SCD komplexe Kohlenhydrate – und damit sehr kaloriendichte Lebensmittel – ausschließt, kann es leicht passieren, dass der Körper zu wenig Energie bekommt. Die braucht er aber unbedingt, um sich regenerieren zu können.

Zweitens, ein Multi-Vitamin-Präparat nutzen. Denn auch wenn ich jeden Tag etwas Gemüse aß, hätte ich ohne ein solches Supplement womöglich einen Vitaminmangel provoziert.

Drittens, weiterhin in schulmedizinischer Betreuung bleiben. Ich habe von Anfang an meinen Gastroenterologen in meine Ernährungsumstellung eingeweiht und mir regelmäßig Blut abnehmen lassen. Ich hätte also umgehend professionelle Hilfe bekommen, wenn sich etwas an meinem Verlauf verschlechtert hätte.

Auch wenn es bei mir nur wenige Tage dauerte, bis ich eine Verbesserung meiner Symptome spürte, kann dieser Zeitraum natürlich von Mensch zu Mensch variieren. Wenn es aber nicht funktioniert, funktioniert es nicht. Daher hatte ich mir ganz zu Anfang bewusst einen Zeitraum von vier Wochen gesetzt, nach dem ich die Diät abbrechen würde, wenn sie mir keine spürbare Erleichterung gebracht hätte.

Nachdem mein Zustand weitestgehend stabil war, ging ich dazu über, neue Lebensmittel einzuführen.

Schritt 2: Experimentieren mit einem einfachen System

Ich erstellte eine nach Lebensmittel-Gruppen kategorisierte Tabelle, in die ich zunächst eintrug, welche Lebensmittel ich vertrage und welche nicht. Die Kategorie "Getreideprodukte" ließ ich dabei natürlich weg. Zudem fügte ich eine zusätzliche Spalte mit der Bezeichnung „zu testen“ ein. In diese Spalte trug ich alle Lebensmittel ein, von denen ich vor hatte, sie früher oder später auszuprobieren. Da ich Probleme mit Fruchtzucker und Ballaststoffen habe, fügte ich bei einigen Lebensmitteln auch Menge und Zubereitungsart hinzu.

Natürlich können in einer solchen Tabelle nicht alle Eventualitäten berücksichtigt werden – zum Beispiel, dass man bestimmte Lebensmittel vielleicht nicht auf nüchternen Magen oder in Stressphasen verträgt. Mir selbst gibt sie aber eine Hilfestellung und ergänzt mein Bauchgefühl.

Hier ein kleiner Auszug aus meiner Tabelle:

	verträglich	**zu testen**	**unverträglich**
Gemüse	Karotten (gekocht) Brokkoli (gekocht) Blumenkohl (gekocht) Zucchini (gedünstet) Gurke (roh)	Pilze Aubergine Spargel Pastinake	Bohnen Erbsen Zwiebeln Knoblauch Süßkartoffeln
Obst	Trauben (bis 20g) Mango (bis 50g) Ananas (bis 20g)	Kokosnuss Mandelmehl Birne	Alle Nussarten Kokosmehl Apfel
Fleisch, Fisch, Eier	Schwein Hühnchen Rind Lachs Hühnereier	Muscheln Salami Zander	Hackfleisch Garnelen Hering
Milchprodukte	Camembert Emmentaler Rohmilch	Crème fraîche Schlagsahne Mozzarella	Speisequark H-Milch Joghurt
Fette und Öle	Butter MCT-Fette Leinöl	Kokosöl Sonnenblumenöl Margarine	Olivenöl Walnussöl
Süßspeisen & Süßungsmittel	Dextrose Gummibären (bis 20g)		Honig Schokolade Zuckeralkohole
Getränke	Wasser Schwarz-/Grüntee Maracuja-Schorle	Kokoswasser Kokosmilch Mango-Saft	Orangensaft Apfelsaft Multi-Vitamin-Saft

Grundsätzlich teste ich nur dann ein neues Lebensmittel, wenn es mir gut geht. Anders funktioniert es nicht. Sofern nach dem Verzehr eines „neuen Lebensmittels“ einen Tag lang keine Symptome wie Schmerzen, Blähungen und/oder Durchfälle auftreten, trage ich es in die „verträglich"-Spalte ein und warte mindestens noch einen Tag, bis ich ein neues Lebensmittel teste. Im umgekehrten Fall verschiebe ich das Lebensmittel in die „unverträglich"-Spalte und gehe über zum nächsten Schritt.

Schritt 3: Regenerieren

Wenn ein Lebensmittel-Experiment schief ging, ernähre ich mich drei bis fünf Tage lang von meinen sicheren Basics, bis es mir wieder besser geht – ich gehe quasi zu Schritt 1 zurück. Danach warte ich mindestens fünf weitere Tage, bis ich ein neues Experiment wage. Bei der Regeneration helfen mir die Supplemente, die ich im nächsten Kapitel vorstelle.

MEINE TOP 5 SUPPLEMENTE

Nahrungsergänzungen sind ein riesiger Markt. Und in den letzten Jahren habe ich nach zahlreichen Strohalmen gegriffen, in der Hoffnung, mein körperliches Befinden verbessern zu können. Entsprechend bin ich so manchen Werbeversprechen und vermeintlichen Erfolgsberichten auf den Leim gegangen. Insgesamt habe ich bestimmt 50 verschiedene Nahrungsergänzungsmittel ausprobiert. Die meisten davon hatten keinen spürbaren Effekt, einige andere haben meine entzündeten Darmabschnitte sogar noch weiter gereizt. Doch mit einer Handvoll habe ich tatsächlich positive Erfahrungen gemacht. Bedenke dabei bitte: Dies ist meine individuelle Erfahrung und Nahrungsergänzungsmittel ersetzen weder eine ausgewogene Ernährung noch eine medizinische Behandlung.

Zudem handelt es sich bei der folgenden Auflistung um keine Empfehlungen zur Einnahme. Solltest du eines der folgenden Produkte einnehmen wollen, bespreche dies unbedingt vorher mit deinem behandelnden Arzt.

1. Das derzeit wohl beste Präbiotikum – B-GOS

Bei meiner ersten Nennung handelt es sich um ein spezielles Präbiotikum aus der Gruppe der Galaktooligosaccharide: B-GOS. Im Gegensatz zu Probiotika enthalten Präbiotika keine lebensfähigen Bakterien, sondern bestimmte Ballaststoffe, die von Bakterien verstoffwechselt werden können. Ziel ist es, die bereits vorhandenen „nützlichen“ Bakterienstämme – insbesondere Bifido- und Lactobazillen – anzufüttern, um positive Auswirkungen auf die Darmflora und damit auch auf die Schleimhaut zu erzielen. Und genau das tut B-GOS laut Studien besonders effektiv:

In einer 2008 durchgeführten Studie bewirkte B-GOS bei den 59 Studienteilnehmern eine deutliche Zunahme der Bifidobakterien bereits nach sieben (!) Tagen.[5]

Wie gut sich B-GOS auf typische Reizdarm-Symptome auswirkt, zeigt eine Studie aus dem Jahr 2009: Die Gabe von B-GOS verbesserte die Stuhlkontinenz, die Blähungen und sogar die Ängstlichkeit der Teilnehmer signifikant innerhalb von 12 Wochen.[6]

Doch wie steht es mit der Wirkung auf CEDs? Laut einem 2016 veröffentlichten Report können Präbiotika die Produktion von anti-entzündlichen Zytokinen (eine bestimmte Art von Proteinen) fördern und haben damit das Potenzial, bestehende Entzündungen zu reduzieren. Die Autoren der Studie kommen zu dem Schluss, dass Präbiotika in Zukunft eine ganz neue Behandlungsstrategie bei CEDs darstellen könnten.[7]

Wie hat sich die Einnahme von B-GOS bei mir ausgewirkt? Nachdem ich mit der SCD begonnen hatte, habe ich schnell festgestellt, dass ich mit Obst und Gemüse sehr vorsichtig sein muss – zumindest in den ersten Monaten. Wie im vorangegangenen Kapitel beschrieben, hat die SCD ja das Ziel, die schlechten Mikroben im Darm hungern zu lassen, damit die vorhandene Entzündung nicht weiter angefacht wird. Doch mit der Ernährungsweise, die ich in den ersten Wochen an den Tag legte – bestehend aus Fleisch, Fisch, Hartkäse, Eiern und nur etwas gekochtem Gemüse – hätten die guten Stämme gleich mit gehungert. Genau aus

---

[5] *Prebiotic evaluation of a novel galactooligosaccharide mixture produced by the enzymatic activity of Bifidobacterium bifidum NCIMB 41171, in healthy humans.* Depeint et al., 2008.

[6] *Clinical trial: the effects of a trans-galactooligosaccharide prebiotic on faecal microbiota and symptoms in irritable bowel syndrome.* Silk et al., 2009.

[7] *Prebiotics in Chronic Intestinal Inflammation.* Looijer–van Langen et Dieleman, 2016.

diesem Grund fand ich B-GOS so spannend, denn ich hatte eine Möglichkeit gefunden, die erwünschten Bakterienstämme gezielt anzufüttern.

Ich nutze das Produkt eines britischen Herstellers und habe keine Nebenwirkungen feststellen können. Darin ist zwar Laktose – SCD-Dogmatiker würden also abraten –, aber ich vertrage es trotzdem ohne Probleme. Zudem kann ich die Ergebnisse aus der oben genannten Reizdarm-Studie bestätigen, auch wenn ich mit Morbus Crohn grundsätzlich ein schwerwiegenderes Problem habe: Selbst bei mir haben sich Blähungen reduziert und das Wohlbefinden wurde gesteigert. Grund genug für mich, das Produkt weiterzunehmen.

2. Komprimierte Abwehrkraft – Bovines Kolostrum

Mit Kolostrum wird die Vormilch von Säugetieren bezeichnet, d.h. die erste Flüssigkeit, die nach der Schwangerschaft von den weiblichen Milchdrüsen produziert wird. Bei Kühen handelt es sich hierbei um eine meist dickflüssige, gelbliche Substanz. Sie enthält Proteine, Enzyme, Vitamine, Mineralien, Wachstumsfaktoren, Aminosäuren und Antikörper. Und zwar in deutlich höheren Anteilen als die später gebildete Milch. Dadurch wird das Jungtier und seine Immunabwehr gestärkt.

Bovines Kolostrum – also die Vormilch von Kühen – gilt als gesundes Lebensmittel. Unter anderem soll es vor Infektionskrankheiten schützen und die Regeneration geschädigter Darmschleimhaut unterstützen. In einer 2018 durchgeführten Studie wurde der Nutzen von bovinem Kolostrum an CED-erkrankten Mäusen untersucht – mit vielversprechenden Ergebnissen: So soll das Lebensmittel nicht nur in der Lage sein, die Darmflora zu stabilisieren, sondern auch die klinischen Symptome einer Mäuse-Colitis verbessern.[8] Zudem könnte bovines Kolostrum die Nebenwirkungen mancher CED-Medikamente reduzieren. Trotzdem sind die Autoren der Studie in ihrer Schlussfolgerung vorsichtig und geben – wie so oft – den Hinweis, dass weitere Studien nötig seien, um die Effektivität von Kolostrum nachzuweisen.

Bovines Kolostrum ist sowohl als Flüssigkeit als auch in Kapsel- bzw. Tablettenform erhältlich. Ich selbst nutze das Lebensmittel regelmäßig als Flüssigkeit, und ich habe den Eindruck, es stabilisiert meinen Darm. In Stresssituationen oder bei missglückten Nahrungsmittel-Experimenten erhöhe ich die Dosis um von einem Esslöffel auf drei Esslöffel vor dem Frühstück, auf nüchternen Magen.

Wichtig zu beachten ist aus meiner Sicht, dass Kolostrum nicht zusammen mit Heißgetränken eingenommen werden sollte. Denn dies könnte seine Wirkung beeinträchtigen. Außerdem ist Kolostrum sehr empfindlich gegenüber Licht und Sauerstoffe, weshalb es kühl und dunkel gelagert werden muss.

3. Champion der Antioxidantien – MSM

Methyl-Sulfonyl-Methan (MSM) ist eine organische Schwefelverbindung, die sowohl in grünen Pflanzen als auch im Körper von Tieren und Menschen vorkommt. Und das in relativ hoher Menge: Der menschliche Körper enthält beispielsweise 40-mal mehr Schwefel als Eisen. Schwefel ist unverzichtbarer Bestandteil vieler körpereigener Stoffe, darunter Enzyme, Hormone und Glutathion (ein starkes körpereigenes Antioxidans).

---

8 *Preventive effects of bovine colostrum supplementation in TNBS-induced colitis in mice.* Filipescu et al., 2018.

Obwohl es sich bei MSM um kein Vitamin handelt, ist es enorm wichtig für den Körper. Denn es soll im Stande sein, freie Radikale im Körper zu neutralisieren, die Ausscheidung von Gift- und Abfallstoffen aus den Zellen zu steigern und die zelluläre Aufnahme der Nährstoffe zu verbessern.

Alle positiven Wirkungen von MSM sind noch nicht erforscht. Man weiß aber aus Studien: Selbst in hohen Dosierungen (1000mg/kg Körpergewicht) ist MSM vollkommen ungiftig.

Als Nahrungsergänzungsmittel wird MSM flexibel angewendet – zum Beispiel gegen Entzündungen, gegen Muskelkater, zur Stärkung des Immunsystems, zur Verbesserung von Allergien, zur Linderung von Arthrose-Schmerzen, zur Steigerung der allgemeinen Fitness und vielem mehr. Die gleichzeitige Einnahme von Vitamin C soll die Wirkung von MSM angeblich verstärken. Da es sich aber um ein Nahrungsergänzungsmittel handelt, ist es MSM-Herstellern natürlich nicht erlaubt, gesundheitsbezogene Aussagen zu treffen.

Ich selbst bin über ein YouTube-Video auf MSM gestoßen, wo erklärt wurde, dass dieses Nahrungsergänzungsmittel sich günstig auf CEDs auswirken soll. Nach kurzer Recherche war meine Neugier geweckt und ich bestellte mir eine Packung des weißen Pulvers – obwohl meine Erwartungen zugegeben sehr niedrig waren, einen nennenswerten Effekt zu erzielen.

Durch meine Recherche wusste ich, dass es in den ersten Tagen der MSM-Anwendung zu Symptomen wie Ausschlägen, Kopfschmerzen, Durchfall oder Energieabfall kommen kann. Meine Startdosis war ein halber Teelöffel MSM, kombiniert mit 100mg Vitamin C. Davon bekam ich am nächsten Tag tatsächlich leichte

Kopfschmerzen. Ich reduzierte die Dosis auf täglich eine Messerspitze MSM und die Symptome verschwanden wieder. Nach einer Woche erhöhte ich dann auf zwei Messerspitzen pro Tag, jeweils kombiniert mit Vitamin C und stellte eine leichte Verbesserung fest: Mein Bauch war weniger empfindlich als vorher – in dem Sinn, dass ich unterwegs Stuhlgang auch zurückhalten konnte, ohne dass sich danach unangenehme Krämpfe und Reizungszustände einstellten. Zuvor habe ich – trotz optimierter Ernährung – immer versucht, direkt auf die Toilette zu gehen, um nachgelagerte Krämpfe und Darmschmerzen zu vermeiden. Das ist heute deutlich entspannter, und ich glaube es liegt wesentlich an MSM. Mittlerweile bin ich bei 2x 2 Teelöffel MSM täglich (+Vitamin C).

Falls du MSM bisher nicht kanntest und dich näher darüber zu informieren möchtest, findest du unten eine Studie in Bezug auf Anwendung und Sicherheit des Nahrungsergänzungsmittels.[9]

4. Rundum-Schutz für die Organe - Omega 3

Omega 3 gehört – genau wie Omega 6 – zu den mehrfach ungesättigten Fettsäuren. Beide sind essenziell und damit vom menschlichen Körper nicht selbst herstellbar. Sie müssen über die Nahrung zugeführt werden. Einer der großen Unterschiede zwischen Omega 3 und Omega 6: Omaga-3-Fettsäuren sind entzündungs- und gerinnungshemmend. Größere Mengen an Omega-6-Fettsäuren hingegen fördern Entzündungen und die Blutgerinnung.

Unsere heutige Ernährung enthält in der Regel deutlich

[9] *Methylsulfonylmethane: Applications and Safety of a Novel Dietary Supplement.* Butawan et al., 2017.

mehr Omega-6- als Omega-3-Fettsäuren – durchschnittlich liegt das tatsächliche Verhältnis bei etwa 15:1. Angestrebt werden sollte laut World Health Organization allerdings ein Verhältnis von 5:1 oder niedriger.

Studien besagen, dass die Omega-3-Fettsäuren Eicosapentaensäure (EPA) und Docosahexaensäure (DHA) das Risiko für Herz-Kreislauferkrankungen wie Arteriosklerose und Herzinfarkt senken. Ihnen werden zudem positive Wirkungen auf Muskulatur, Gehirn, Stoffwechsel und viele andere Bereiche zugeschrieben. Darunter auch Autoimmunerkrankungen. In Bezug auf CEDs wird Omega-3-Fettsäuren u.a. das Potenzial nachgesagt, oxidativen Stress zu reduzieren und die Produktion von TNF-α zu hemmen – was sich beides positiv auf den Krankheitsverlauf auswirken kann.[10]

Das alles ist natürlich kein Geheimnis und Omega-3-Supplemente erfahren schon lange einen Hype. So habe auch ich Fischölkapseln bereits in 2016 getestet, sie aber nicht vertragen – selbst bei einer Dosis von nur knapp 500mg hochwertigem Omega 3. Mein Dickdarm war damals noch mäßig bis stark entzündet und ein paar Stunden nach Einnahme einer Kapsel gereizter als zuvor. Zunächst habe ich Omega-3-Supplemente also für mich als unverträglich abgehakt.

Erst in 2019, ein paar Wochen nach Beginn der Einnahme von MSM, kam ich auf die Idee, einen erneuten Versuch mit Omega-3-Fischölkapseln zu starten. Ich stieg wieder langsam mit etwa 500mg ein und erhöhte Woche für Woche die Dosis bis auf 1500mg. Negative Wirkungen habe ich dieses Mal keine festgestellt – im Gegenteil: Ich habe das Gefühl, die Kapseln machen meinen Darm

[10] *Inflammatory bowel disease: can omega-3 fatty acids really help?* Barbalho et al., 2016.

unempfindlicher, auch wenn ich diese Wirkung natürlich nicht genau von der Wirkung des MSM trennen kann.

Zu den möglichen Nebenwirkungen: Erhöhe ich die tägliche Omega-3-Dosis auf mehr als 2g, so reagiert mein Körper mit leichtem Durchfall und Blähungen. Auch vor dem Sport würde ich die Kapseln nicht einnehmen, da ich dadurch bereits einige Male unangenehmes Aufstoßen bekam. Mein Fazit ist also: In der vom Hersteller empfohlenen Dosierung und zu den Mahlzeiten eingenommen, habe ich keine Nebenwirkungen feststellen können. Und ich habe den Eindruck, dass die Kapseln meinen Darm zusätzlich stabilisieren. Doch auch wenn es mir in Bezug auf meinen Bauch ohne dieses Supplement sehr gut geht: Ich werde es allein schon wegen seiner positiven Auswirkungen auf das Herz-Kreislaufsystem weiternehmen.

Warum nutze ich die Fischölkapseln und keine Produkte wie Leinöl, in denen ja auch Omega 3 vorliegt?

In beispielsweise Lein-, Raps- und Walnussöl ist Linolensäure (ALA) enthalten. Diese gehört zwar zu den Omega-3-Fettsäuren, muss aber vom Körper erst in EPA und DHA verstoffwechselt werden, was nur zu einem sehr geringen Prozentsatz geschieht. Produkte auf Algenbasis sind hingegen reich an EPA und DHA und damit eine geeignete – wenn auch teurere – Alternative für Veganer.

5. Feuerlöscher für die Schleimhaut - DNCG

Bei Dinatriumcromoglicat (DNCG) handelt es sich streng genommen nicht um ein Nahrungsergänzungsmittel, sondern um einen Wirkstoff zur Therapie und Prophylaxe von allergischen Erkrankungen. Da DNCG nicht resorbiert wird und daher nicht ins Blut gelangt, kann der

Arzneistoff nur lokal angewendet werden – in der Regel als Augen – und Nasentropfen, aber auch als Granulat zum Schlucken, damit er auf der Magen-Darm-Schleimhaut wirkt.

DNCG stabilisiert die Mastzellen und verhindert die Freisetzung von entzündungsfördernden Stoffen wie Histamin. Bezogen auf Magen-Darm-Beschwerden macht man sich diesen Wirkstoff heute bei Nahrungsmittelallergien oder beim Reizdarmsyndrom zunutze. Eine 2017 durchgeführte Studie besagt, dass DNCG die Symptome von Reizdarmpatienten mit Durchfall signifikant verbessert.[11]

Ich selbst bin 2018 zufällig durch eine Recherche auf diesen Wirkstoff aufmerksam geworden. Damals war mein Zustand zwar bereits weitestgehend stabil. Jedoch suchte ich nach Möglichkeiten, meinen Darm noch robuster zu machen, um mehr Lebensmittel wieder einführen zu können.

Dieses Ziel habe ich mit Hilfe von DNCG nur bedingt erreicht, denn wenn ich etwas Unverträgliches zu mir nahm, habe ich die Auswirkungen wie Durchfall, Blähungen und Schmerzen trotzdem gespürt – aber nicht in dem Maß wie zuvor. Allerdings ist es viel wichtiger für mich: Nach einem missglückten Experiment kann ich meinen Darm dank DNCG deutlich schneller wieder stabilisieren als ohne. Das heißt, wenn ich spüre, dass mir ein Lebensmittel nicht bekommen ist, esse ich ein paar Tage lang nur die zehn Lebensmittel, die ich auch mit angeschlagenem Bauch vertrage, und nehme zusätzlich 2x200mg DNCG. In der Regel geht es mir dann nach drei bis vier Tagen wieder so gut wie vor meinem Fehlversuch.

---

[11] *Downregulation of mucosal mast cell activation and immune response in diarrhoea-irritable bowel syndrome by oral disodium cromoglycate:* A pilot study. Lobo et al., 2017.

Auch wenn DNCG heute keinen relevanten Stellenwert in der Therapie von CEDs hat, bin ich trotzdem auf einen interessanten Fallbericht gestoßen: Bei einem 35-jährigen Mann mit chronisch-aktiver, steroidabhängiger Colitis Ulcerosa wurde mit Hilfe von DNCG – und einer hypoallergenen Diät – innerhalb von 2 Wochen die Remission erreicht.[12]

[12] *Combination therapy using fexofenadine, disodium cromoglycate, and a hypoallergenic amino acid-based formula induced remission in a patient with steroid-dependent, chronically active ulcerative colitis.* Raithel et al., 2007.

DEEP-DIVE IN MEINE GESCHICHTE

Kommen wir zu meinem konkreten Krankheitsverlauf. In diesem Kapitel geht es mir darum, dir vor Augen zu führen, welche Fehler und Schlussfolgerungen ich im Lauf der letzten 15 Jahre machte. Anstatt dir also von A-Z alles gleich schnell zu erzählen, fokussiere ich mich auf die wesentlichen Details. So viel vorneweg: Ich habe viele Experimente durchgeführt – insbesondere in Sachen Naturheilverfahren und Ernährung. Zwar hätte ich mir Vieles davon sparen können, jedoch bin ich mir sicher, dass genau diese Experimentierfreude mich letztendlich zum ersehnten Ziel brachte – der nachhaltigen Remission.

Wenn ich dir in diesem Buch also eine Empfehlung mitgeben kann, dann diese: Übernimm selbst die Verantwortung für deinen gesundheitlichen Zustand, recherchiere so viel wie du kannst und nutze alle Stellschrauben, die dir zur Verfügung stehen – von der Ernährung über die Schulmedizin bis hin zum Stressmanagement.

Wie sich Morbus Crohn bei mir manifestierte

Alles begann im September 2004. Bis zu diesem Zeitpunkt hatte ich keine nennenswerten gesundheitlichen Probleme, weder in Sachen Verdauung noch sonst in irgendeiner Richtung. Natürlich war ich ab und zu erkältet, aber niemals so stark, dass ich hätte Antibiotika oder andere starke Medikamente nehmen müssen.

Ich war 15 Jahre alt und soweit zufrieden mit meinem Leben: In der Schule hat alles funktioniert, ich hatte Freunde und Hobbies, auch wenn ich immer schon ein sehr zurückhaltender, sensibler Mensch war. Das Einzige, was mir Sorgen bereitete, war die familiäre Situation meiner Eltern, da sie kurz vor der Scheidung standen. Manche sagen, Morbus Crohn hat etwas mit mangelnder Abgrenzungsfähigkeit gegenüber der Umwelt zu tun. Auf körperlicher Ebene trifft das natürlich zu: Die Darmschleimhaut ist aus irgendeinem Grund nicht mehr richtig in der Lage, sich gegen außen zu verteidigen, wodurch Mikroben – gute wie schlechte – in die tieferen Schleimhautschichten eindringen können und eine Entzündung hervorrufen bzw. verstärken. Diese Entzündung macht die Schleimhaut noch durchlässiger, was die Abwehrreaktion wiederum weiter ankurbelt. Ein Teufelskreis also.

Wie viel an der Übertragung der mangelhaften Abgrenzungsfähigkeit auf die psychische Ebene dran ist, kann ich nicht objektiv sagen. Ich kann aber auf mich bezogen ziemlich sicher behaupten: Neben den ganzen Faktoren, die bei der Entstehung von CEDs eine Rolle spielen sollen – darunter Genetik, Darmflora etc. – glaube ich durchaus an einen nicht zu vernachlässigenden Einfluss von psychischen Triggern wie Stress und (unterdrückter) Wut.

Zurück zu meiner Situation. Zur besagten Zeit habe ich morgens vor der Schule als Frühstück immer ein Glas Erdbeermilch getrunken. Ich war noch nie ein großer Esser und bekam gewöhnlich erst Appetit, wenn der Vormittag schon fortgeschritten war. Eines Tages begannen dann die Probleme: Noch während ich mein – wenn man es so nennen kann – Frühstück genossen habe, bekam ich schlagartig krampfartige Bauchschmerzen und den starken Drang auf die Toilette zu gehen. Nach einem Schwall Durchfall fühlte ich mich dann aber, als wäre überhaupt nichts gewesen, und ging meinem Tagesablauf nach.

Der morgendliche Durchfall hat mich zu dieser Zeit nicht

sonderlich eingeschränkt, da ich mich den restlichen Tag über komplett gesund fühlte. In diesem Zustand war ich ungefähr vier Wochen, bevor ich dann doch misstrauisch wurde und den Entschluss fasste, zum Hausarzt zu gehen. Der ordnete Blut- und Stuhltests an und verschrieb mir zunächst ein Mittel, das bei Reizdarm helfen soll. Außerdem empfahl er mir eine Art Heilerde mit dem Hinweis, ich solle schauen, ob es mir dadurch etwas besser geht.

Das Ergebnis der Blut- und Stuhluntersuchungen: unauffällig. Weder Entzündungsmarker waren erhöht noch gab es Hinweise auf Parasiten oder Blut im Stuhl. Meine Symptome hingegen verschlimmerten sich mit der Zeit. Mehr und mehr musste ich auch tagsüber auf die Toilette und der Stuhlgang wurde immer weicher. Ende November 2004 war er dann immer öfter auch flüssig. Der Bauch fühlte sich besonders im unteren Bereich, rechts und links, sonderbar an. Keine wirklichen Schmerzen, sondern eher ein permanentes ziehendes Gefühl. Entsprechend wirkten sich diese Symptome dann auch auf mein allgemeines Energielevel aus und für mich wurde es zur Regelmäßigkeit, dass ich nachmittags nach der Schule etwa zwei Stunden geschlafen habe.

Im Dezember kam es dann zum krankheitsbedingten Tod meines Vaters. Ein Schicksalsschlag, der meinen Krankheitsverlauf meinem Eindruck nach noch verschlimmerte. In welchem Maß, ist für mich natürlich schwer zu sagen. Mein Hausarzt, bei dem ich wieder vorstellig war, verschrieb mir Mesalazin-Tabletten und gab mir eine Überweisung für eine Darmspiegelung, um endlich Klarheit zu bekommen, was in meinem Bauch los ist. Dass es sich bei Mesalazin um ein Medikament für chronisch-entzündliche Darmerkrankungen handelte, wusste ich zu dem Zeitpunkt noch nicht. Ich habe damals morgens, mittags und abends jeweils eine 500mg-Tablette genommen und mein Stuhlgang normalisierte sich fast vollständig. Mit meiner damals naiven Vorstellung wie Medizin und die Kurierung von Krankheiten funktioniert, dachte ich, mein Arzt hätte mir endlich das richtige Medikament verschrieben und meine Bauchprobleme wären geheilt. Aber natürlich weit gefehlt ...

Die relativ stabile Phase hielt nur kurzzeitig, wenige Wochen an. Anfang Januar 2005 ging es mir daher wieder schlechter: Etwa zehn mal am Tag dünnflüssiger unblutiger Stuhlgang, einhergehend mit Bauchkrämpfen und einem Gewichtsverlust von 3kg bis 4kg. Mein Koloskopie-Termin war erst auf Mitte Februar angesetzt und so musste ich mich in dem Zustand einige Wochen durch den Alltag kämpfen, bis ich endlich erfahren durfte, was los ist. Das Mesalazin sollte ich laut Arzt wegen der fehlenden Wirkung wieder absetzen. Im Nachhinein ist natürlich klar, dass das Medikament, bzw. seine Dosierung einfach zu schwach war und der grundsätzliche Behandlungsansatz eigentlich in die – schulmedizinisch gesehen – richtige Kerbe schlug.

Ein paar Wochen später stand dann mein Koloskopie-Termin an. Als 15-Jähriger hat man natürlich wenig Lust darauf, eine solche Untersuchung über sich ergehen zu lassen. Allein schon vor dem Hintergrund der Frage, was man seinen Freunden erzählen soll, für welche Untersuchung man nicht zur Schule kommt. Das Abführen hat die Motivation auch nicht erhöht, aber es war auszuhalten, und ich habe mich dann den Tag darauf in die Hände des untersuchenden Arztes begeben.

Das Ergebnis der Koloskopie erhielten ich und meine Mutter im anschließenden Gespräch: „Sie haben eine Entzündung und die ist chronisch", hieß es. „Wahrscheinlich Morbus Crohn, denn der Übergang zwischen Dünn- und Dickdarm weißt zwei Geschwüre auf." Er zeigte auf seinem Monitor auf eine Aufnahme aus der Untersuchung, wo ein ziemlich mitgenommen aussehende Schleimhaut zu sehen war. „Außerdem – und das hätte ich bei der Untersuchung fast übersehen – zeigt die Schleimhaut im absteigenden Dickdarm viele kleine Aphten, einzeln weniger als einen Millimeter groß. Es kann sein, dass das Ganze vor ein paar Monaten noch viel schlimmer ausgesehen hat, eine solche Krankheit verläuft in Schüben."

Meine Mutter fragte darauf, was ich denn überhaupt noch essen könne und worauf zu achten ist, aber der Arzt winkte ab und meinte, dass ich das selber herausfinden müsse. Er wünschte uns daraufhin alles Gute und meinte, dass erst die Histologie den Befund sichert und der Hausarzt dann den Bericht mit den Behandlungs-Empfehlungen erhält. Ich selbst wusste in dieser Situation nicht, wie ich diese Info einordnen sollte. Für mich war es kein Schock, da ich nicht einschätzen konnte, was diese Diagnose für mich bedeutet. Außerdem habe ich mich gewundert, wie der Arzt nur durch Ansehen der Schleimhaut so sicher sein konnte, dass es sich hier um eine chronische Geschichte handelte, da Wunden ja im Normalfall heilen.

Der Untersuchungsbericht ließ auf sich warten. Ich weiß noch genau, wie ich mich in den darauffolgenden Tagen mit Krämpfen im Bett gekrümmt habe. Meine Mutter hat in diesen Tagen mehrmals beim Hausarzt nachgefragt, was ich denn jetzt an Medikamenten bekommen soll, wurde aber immer darauf verwiesen, dass man ohne Bericht, wo die endgültige Diagnose drinsteht, nichts verordnen kann. Wie bei so vielem, ging es aber letztendlich doch – mit Hilfe von Hartnäckigkeit. Verordnet wurden mir dann also Budesonid 9mg und Beutel mit Mesalazin-Granulat, so dass ich täglich auf insgesamt 3g des Wirkstoffs kam.

Als ich den Beipackzettel des Budesonid-Präparats las, wurde mir fast übel: Da stand etwas von Diabetes mellitus, Wassereinlagerungen und Stimmungsschwankungen. Das Mesalazin-Präparat hingegen brachte keine derart umfangreiche Lektüre mit sich und so habe ich beim Arzt nachgefragt, ob ich nicht testen könne, ob das eine Präparat für mich genügt. Wenig überraschend fiel die Antwort negativ aus und so schluckte ich beides dreimal täglich – Kapseln und Granulat. Und ein paar Tage später war die Krankheit fast vergessen.

Die Medikamente – insbesondere wahrscheinlich das Budesonid – wirkten so gut, dass ich zu fast 100 Prozent wiederhergestellt war – ohne Nebenwirkungen. Ja, der Stuhlgang war etwas häufiger und etwas weicher als normal und nach wie vor hatte ich das Bedürfnis Mittagschlaf nach der Schule zu machen. Aber ansonsten fühlte ich mich wieder fit, ohne Schmerzen. Ich erinnere mich genau daran, wie ich mich wunderte, was an der Krankheit so schlimm sein soll, wenn man doch nur dreimal am Tag ein paar Medikamente einnehmen muss, um alles im Griff zu haben.

So habe ich also weitestgehend so weitergelebt wie vor dem Ausbruch der Erkrankung, durfte bald die Medikamente um ein Drittel reduzieren, da die Blutwerte gut waren, und machte mir um nichts Sorgen. Zumindest vorerst.

Zwischenfazit: Man könnte sagen, ich hatte bis zu diesem Zeitpunkt Glück im Unglück. Denn im Vergleich zu anderen Betroffenen bekam ich relativ schnell die richtige Diagnose und eine – zumindest für den Anfang – vernünftige Behandlung. Leider hielt dieses "Anfängerglück" nicht lange an.

Fehler #1: Ich hoffte darauf, dass sich mein Schub von selbst bessert

Bis zum Juli 2005 war alles gut. Die Medikamente haben geholfen und ich konnte sogar das ein oder andere Glas Alkohol gut wegstecken, ohne die Tage darauf von Bauchschmerzen geplagt zu werden. In dieser Zeit hätte ich es nicht eingesehen, mich in irgendeiner Weise einzuschränken. Warum auch – mein Arzt sagte ja selbst, dass ich einfach schauen soll, was mir bekommt.

Als die Sommerferien näher rückten, kündigte sich jedoch ein Krankheitsschub an – und wie sich später herausstellen sollte: einer der stärksten meines Lebens.

Alles fing damit an, dass der morgendliche Drang, auf die Toilette zu gehen, sukzessive stärker und unangenehmer wurde. Ein paar Tage später kamen dann auch tagsüber wieder Schmerzen und Durchfälle hinzu. Selbst als „Crohn-Anfänger" war mir damals klar: So muss sich ein neuer Krankheitsschub anfühlen. Da mir mein Hausarzt bei der Reduktion meiner Medikamente geraten hatte, mit der Dosierung zu „spielen", aber nicht die 9mg Budesonid zu überschreiten, habe ich wieder die Höchstdosis eingenommen.

Jetzt im Nachhinein weiß ich natürlich: Budesonid ist laut Studien nicht effektiv, wenn es um die Aufrechterhaltung einer Remission geht – vor allem nicht, bei einer Dosierung von unter 9mg. Deshalb wird das Medikament nur gegeben, um leichte bis mittelschwere Schübe unter Kontrolle zu bringen. In der Regel wird es nach acht Wochen wieder ausgeschlichen. Mein Befinden bestätigte die Erkenntnisse aus den Studien und auch die vorgenommene Änderung der Dosierung brachte keinen Erfolg. Ich sprach nicht mehr auf das Medikament an.

Zu dieser Zeit machte ich mir besonders um ein Thema Gedanken: Ich wollte zwei Wochen in Urlaub nach Ungarn fahren und hatte bis dahin nur knapp drei Wochen, um wieder aus dem Schub heraus zu kommen. Also ging ich zu meinem Hausarzt und beschrieb meine Situation, dass es mir trotz Anpassung meiner Dosis schlecht ging.

Mein Hausarzt zögerte nicht lange. Er ordnete einen Bluttest an und gab mir ein neues Medikament: Azathioprin. Ich solle eine Woche lang 50mg nehmen und danach auf 100mg hochgehen. Er hatte sogar noch zwei Probepackungen da, die er mir mitgab. Als ich den Beipackzettel studierte, erfuhr ich, dass es sich hierbei um ein Immunsuppresivum handelte und dass es einige Wochen braucht, bis die Wirkung eintritt. Meine Haltung war damals ziemlich optimistisch, da ich ja ein paar Monate davor gute Erfahrungen mit Medikamenten gemacht hatte. Denn sie hatten schnell gewirkt und das ohne Nebeneffekte.

Der angeordnete Bluttest ergab, dass mein CRP damals bei etwa 70 mg/l (Grenzwert: 5mg/l) lag. Ich hatte also eine recht starke Entzündung im Körper. Trotzdem hatte ich ein paar Tage später nach Einnahme des Medikaments den Eindruck, dass das Azathioprin wirkt und es mir etwas besser geht. Weniger Schmerzen im Bauch, etwas mehr Wohlbefinden. Heute denke ich eher, das war reine Einbildung oder ein Plazebo-Effekt. Jedenfalls habe ich mich dazu entschieden, die Ungarn-Reise tatsächlich anzutreten. Denn ich hatte ich meinen drei anderen Reisepartnern einige Wochen zuvor bereits zugesagt und alles war schon organisiert. Im Nachhinein hätte ich trotzdem absagen sollen.

Angereist sind wir mit einem kleinen Bus, die Fahrt dauerte etwa zehn Stunden und hat gut funktioniert. Auch der Bauch war zu meiner Erleichterung relativ ruhig. Ich erinnere mich nicht mal daran, dass ich während der Fahrt auf die Toilette gegangen wäre. Am Balaton angekommen waren die ersten Tage noch recht entspannt, ich hatte eine Toilette ganz in der Nähe und außer verstärkten Blähungen habe ich keine ungewöhnlichen Veränderungen in meinem Bauch bemerkt.

Doch etwa ab dem dritten Tag fingen die Probleme wieder an: Der Darm hat sich an den Stellen links und rechts unten zunehmend gereizt, irgendwie heiß angefühlt und es kam öfter vor, dass ich zwei, dreimal hintereinander auf die Toilette musste. Aber ohne dass sich der Bauch danach wirklich besser angefühlt hätte. Entsprechend sank auch meine Motivation für größere Aktivtäten und Ausflüge, da ich möglichst immer eine Toilette in der Nähe haben wollte und mein Energielevel nicht sehr hoch war.

So langsam dämmerte mir dann, dass es wohl nicht die beste Entscheidung war, die Reise anzutreten. Schließlich hatte ich noch etwa zehn Tage vor mir. Käme ich heute nochmal in eine solche Situation, würde ich mich sofort um die Organisation meiner Rückreise kümmern. Damals biss ich jedoch die Zähne zusammen und habe versucht, die Lage so gut es geht durchzustehen, in der irrationalen Hoffnung, mein Zustand könnte sich von alleine bessern. Meine Strategie damals: weniger essen – weniger Schmerzen.

So gingen die restlichen Camping-Tage also mehr oder weniger gut bzw. schlecht dahin und wir machten uns auf ins Landesinnere – nach Kecskemet. Untergebracht waren wir dort Turniers in einer Wohnung, die etwas mehr als 100 Quadratmeter groß gewesen sein musste und zum Glück über drei Toiletten verfügte. Diese habe ich in den nächsten Tagen auch ausgiebig genutzt, denn mein Zustand verschlechterte sich weiter: Obwohl ich nicht viel aß – an einzelnen Tagen sogar gar nichts –, nahm die Stuhlfrequenz nicht ab, etwa 10 bis 15 mal am Tag waren für gewöhnlich drin. Und hinzu kam, dass ab Anfang der zweiten Wochenhälfte in Kecskemet sich auch Blut beimengte und ich seltsame rote Beulen an den Schienbeinen bekam.

Rückblickend kann ich nicht sagen, in welcher Gefahr ich damals wirklich stand, schließlich sind diese Symptome im akuten Schub nichts Ungewöhnliches. Man hört und liest zum Beispiel davon, dass bei Colitis Ulcerosa Stuhlfrequenzen von bis zu 30 mal am Tag möglich sind. Dennoch war es einfach unnötig für mich, die Lage soweit kommen zu lassen und ich hätte zumindest längst einen Arzt vor Ort aufsuchen sollen. Hier zeigt sich, dass eine ausgeprägte Leidensfähigkeit auch einen Nachteil darstellen kann. Nämlich dann, wenn man wie ich unnötig die Zähne zusammen beißt, anstatt sich Hilfe zu suchen. Und ich bin sicher: Im Laufe meiner Krankheitsgeschichte habe ich genau das viel zu oft gemacht.

Irgendwie gingen auch die restlichen Tage in Kecskemet vorbei und wir traten die Rückreise an. Diesmal dauerte die Rückreise etwa 15 Stunden, da wir uns stellenweise verfahren haben. Ich hatte damals nicht mal mehr groß Energie, mich darüber aufzuregen, sondern habe die Fahrt eher apathisch über mich ergehen lassen. Letztendlich bin ich dann irgendwann gegen Mittag zu Hause angekommen. Ich erinnere mich noch genau, wie erschrocken ein Nachbar von mir geschaut hat, als er mich von Weitem gesehen hat. Meine Mutter war zu der Zeit noch in Urlaub, aber da wir im Haus meiner Großeltern wohnten, war meine Oma zu Hause.

Sie war natürlich entsetzt, als sie mich gesehen hat: Ich war ausgezehrt, blass wie der Tod und ziemlich herunter gehungert. Die Waage zeigte etwa 50kg bei 1,77cm

Körpergröße an. Meine Großmutter hat mich am selben Tag noch zum Hausarzt gefahren. Der schaute sich meine Medikamentenliste an und meinte: „Sie nehmen schon recht viel. Etwas davon erhöhen kann man eigentlich nicht." Er erzählte mir dann, dass er sich kürzlich mit dem Chefarzt einer nahe gelegenen Klinik ausgetauscht hätte und er mich gerne für eine Sprechstunde an ihn überweisen würde.

Gesagt, getan. Mit dem Verweis darauf, dass mein Zustand akut ist, bekam ich bereits am nächsten Tag einen Termin bei dem erwähnten Arzt. Der machte einen Ultraschall von meinem Bauch und erklärte mir, dass nicht nur mein kompletter Darm entzündet sei, sondern auch Milz und Galle. Daraufhin hat er davon gesprochen, dass er in einem solchen Fall eigentlich Kortison-Tabletten geben würde, ich aber noch ziemlich jung sei und er es deshalb nur ungern machen würde. Ich fragte ihn, ob ich ihm noch etwas anderes zeigen könnte und zog eines meiner Hosenbeine hoch, so dass die roten Beulen auf meinen Schienbeinen zu sehen waren. Er drückte etwas darauf rum und murmelte nur: „Wir geben Kortison."

Bei den roten Beulen handelte es sich um Erythema nodosum, eine akute Entzündung des Unterhautfettgewebes, die sich in roten Knoten zeigt. Sie kann zum Beispiel bei Infektionskrankeiten wie Tuberkulose auftreten, aber auch bei schweren Schüben im Rahmen von Morbus Crohn oder Colitis Ulcerosa. Ich bekam also ein Rezept über Prednisolon – eine Art Kortison – mit der Anweisung, pro Tag eine 50mg-Tablette einzunehmen. Die Behandlungsstrategie war, mit dem Kortison den akuten Schub zu durchbrechen und es später wieder auszuschleichen, wenn das Azathioprin dann seine volle Wirkung entfalten hat. Für das Azathioprin hatte ich die Anweisung, es von 100mg auf 125mg zu erhöhen. Und nach einem halben Jahr würde man dann wieder mit Hilfe einer Koloskopie schauen, wie es im Darm aussieht.

Zwischenfazit: Mein Verhalten war recht fahrlässig mir selbst gegenüber. Denn es war unnötig zuzulassen, dass sich die Entzündung dermaßen ausbreitet. Wenn ich heute spüre, dass ich mich in einer Abwärtsspirale befinde, hat es heute für mich höchste Priorität, diese zu beenden – unabhängig davon, was die äußeren Umstände sind.

Fehler #2: Ich vertraute ausschließlich auf Medikamente

Wird das Kortison bei mir überhaupt helfen, oder gehöre ich vielleicht zu dem geringen Prozentsatz, bei dem es keinen Effekt hat oder nicht vertragen wird? Ich weiß noch genau, wie ich mich zu Beginn meiner Kortison-Therapie mit dieser Frage auseinandergesetzt habe.

Zwei Tage später war sie aber wie vergessen, denn das Mittel schlug an. Die Stuhlgänge reduzierten sich auf zwei bis drei täglich und wurden in Sachen Konsistenz fast normal. Der Bauch selbst fühlte sich deutlich unempfindlicher, stabiler an. Nicht mehr so, als wäre da irgendein schmerzender Fremdkörper in mir. So konnte ich die beiden letzten Wochen der Sommerferien noch genießen und wurde von meinen Großeltern und meiner Mutter wieder aufgepäppelt.

Der Rückfall kam zwei Tage nach Beginn des neuen Schuljahrs. Krampfhafte Schmerzen vor dem Toilettengang. Immer dünner werdender Stuhl. Blut. Und all das trotz den 50mg Kortison, die ich nach wie vor nahm und die – außer dass ich vielleicht geringfügig im Gesicht zugenommen hatte – keine Nebenwirkungen verursachten. Also direkt wieder zum Hausarzt. Er führte einen Ultraschall durch und erklärte, man sehe, dass einzelne Darmschlingen noch verdickt seien. Die Kortisondosis sei demnach zu gering. Seine Anweisung: hoch auf 90mg. Ich dachte mir nur, dass das eine ziemlich große Ansage ist, verglichen mit seiner zögerlichen Haltung bei unserem vormaligen Termin.

Ich erhöhte das Prednisolon also: morgens 70mg und abends 20mg. Diesmal dauerte es eine gute Woche, bis Besserung eintrat. Dafür hielt sie diesmal länger an. Jedoch gingen mit ihr auch gewisse Begleiterscheinungen einher. Und ich erfuhr am eigenen Leib, warum Kortison einen schlechten Ruf hat: Mein Gesicht schwoll an, als hätte ich Silikonimplantate in die Wangen bekommen. Ich bekam Epidermisrisse – auch bekannt als Schwangerschaftsstreifen – an Oberschenkeln, Po und Achseln. Und ich litt abends unter Unruhezuständen.

Mein Hausarzt erklärte, dass die Wassereinlagerungen mit Reduktion der Dosis wieder weggehen würden und die Epidermisrisse mit der Zeit verblassen. Er fragte mich, wie es mir psychisch geht mit all den körperlichen Veränderungen durch das Kortison. Ich entgegnete: „Ganz gut."
Das war gelogen.

Drei Wochen nach der Dosiserhöhung auf 90mg durfte ich beginnen, das Kortison auszuschleichen. Der Plan meines Hausarztes sah vor, die Dosis pro Woche um 10mg zu reduzieren bis ich bei 30mg angelangt sei und dann in wöchentlichen 5-er Schritten weiterzumachen und schließlich – bei 10mg angelangt – die letzten Schritte in 2,5mg Schritten durchzuführen.

Ich fieberte immer auf den Tag hin, an dem es soweit war, die Dosis zu reduzieren – in der Hoffnung, endlich unter eine Schwelle zu kommen, bei der ich im Gesicht abnahm.

Ich hatte diese Schwelle eigentlich schon bei 50mg erwartet, da ich ja die ersten zwei Wochen keine Nebenwirkungen unter dieser Dosis hatte. Jedoch weit gefehlt. Erst bei einer Dosis von 15mg - also nach fast drei Monaten – begann sich mein Mondgesicht langsam zurückzubilden. Tja und als ich unter 10mg angekommen war, kamen auch die Beschwerden wieder. Ich reduzierte trotzdem weiter, denn ich wollte unbedingt, dass sich mein Gesicht ganz zurückbildet. Natürlich war das ein irrationales Vorgehen und der Crohn brachte mich schnell auf den Boden der Tatsachen zurück. Also im Dezember 2005 erneut beim Hausarzt vorstellig gewesen und der erhöhte meine Dosis wieder auf 10mg.

In den nächsten Wochen und Monaten ging es mir nie richtig gut, von einer Wirkung des Azathioprins war nichts zu spüren. Ich ging mit meiner Kortison-Dosis hoch und runter, versuchte immer wieder erfolglos auszuschleichen und irgendwann pendelte sich meine tägliche Dosis bei etwa 25mg ein – auf Dauer viel zu viel. Genauso sah es auch der Chefarzt des nahe gelegenen Krankenhauses, der im April 2006 wie geplant eine erneute Koloskopie durchführte.

Die Entzündung sei nach wie vor aktiv, das Kortison verschleiere nur die Symptome – so seine Beurteilung. Er legte mir nahe, mich bei einem seiner Kollegen – einem Professor an einem deutschen Zentrum für CEDs – vorzustellen. Bei diesem könnten schwere Fälle wie ich ein neues Medikament mit dem Wirkstoff Infliximab erhalten. Bei Infliximab handelt es sich vereinfacht ausgedrückt um eine Proteinart, die an den Signalstoff Tumor-Nekrose-Faktor Alpha bindet. Dieser ist wesentlich beteiligt an der Entstehung und Aufrechterhaltung von Entzündungen. Infliximab greift also gezielt in das Entzündungsgeschehen ein, um es zu unterbinden.

Der Arzt fügte hinzu, dass man – da ich noch sehr jung sei – grundsätzlich vorsichtig mit neuen Medikamenten sein müsse. Denn über die Langzeitfolgen wisse man noch nichts. Er gab mir und meiner Mutter einen Zettel mit, auf dem einige Infos zum Medikament standen sowie die Kontaktdaten des Professors mit der Empfehlung, ein paar Tage über die Entscheidung nachzudenken. Wir kontaktierten das Sekretariat des Professors und erhielten schon Ende Juni einen Termin.

Zwischenfazit: Zu diesem Zeitpunkt war ich noch in der Opferrolle: Ohne mich über die Krankheit schlau gemacht zu haben, legte ich mein Schicksal komplett in die Hände der Schulmediziner. Und wunderte mich, warum sie es nicht schafften, meine Krankheit nachhaltig in den Griff zu bekommen.

Fehler #3: Ich begab mich in die Hände eines Quacksalbers

Es waren gute Bekannte von mir, die mir empfohlen haben, mir kein Infliximab verabreichen zu lassen: In der Nachbarstadt gäbe es einen Arzt, der sich auf Naturheilkunde spezialisiert hat, dem sie von meinem Fall berichtet haben und der behauptet hat, er könne mir helfen.

Was Naturheilkunde genau sein soll und warum mir das helfen sollte, konnte ich mir zu diesem Zeitpunkt nicht vorstellen. Ich war aber offen gegenüber Alternativen zur Schulmedizin, da mir die bisherige Vorgehensweise keinen nachhaltigen Erfolg brachte. Und genau in dieser Offenheit sehe ich meine größte Schwäche und größte Stärke zugleich. Denn zwar habe ich viel Zeit, Geld und Hoffnung in Maßnahmen vergeudet, die mir nichts brachten, oder meinen Zustand noch verschlechterten. Doch Jahre später sollte mir meine Experimentierfreude die Lösung für mein schwerwiegendes Gesundheitsproblem bringen – und dazu eine klare Vorstellung davon, was genau mir aus beiden Welten – der Schulmedizin und Naturheilkunde – taugt, um meinen Zustand nachhaltig zu verbessern. Jedoch nicht zu diesem Zeitpunkt, obwohl die ersten Ergebnisse vielversprechend waren:

Anfang Mai war ich zum ersten mal in der Praxis von Dr. K., dem erwähnten Naturheilarzt, vorstellig. Meine Mutter und ich warteten im Behandlungszimmer bestimmt 45 Minuten, bis es auf einmal stark an der Tür klopfte und ein großer, durchtrainierter Mann ins Zimmer rauschte. Den Gesichtszügen und der Frisur nach zu urteilen, hätte ich schwören können, es sei Al Pacino. Aber er stellte sich als Dr. K. vor.

Er befragte mich zu meiner Krankengeschichte, führte eine homöopathische Anamnese durch und ließ meine Wirbelsäule im Rahmen einer kurzen chiropraktischen Behandlung durchknacken. Danach verordnete er mir verschiedene Globuli, homöopathische Tropfen, Probiotika und Mhyrre-Tabletten, bevor er mir eintrichterte:

„Wenn man alle Darmzotten aufklappt, entsteht eine Fläche so groß wie ein Tennisplatz. Und den müllt man auch nicht zu, oder?" Und so erklärte er mir, welche Nahrungsmittel ab sofort für mich tabu seien. Im Einzelnen waren das: Haushaltszucker, Milchzucker, Fruchtzucker, rotes Fleisch und Weizen. Dinkel hingegen sei erlaubt. Bezüglich den Zuckerarten fügte er hinzu: „Eigentlich macht man Tests um Intoleranzen festzustellen, aber bei Ihnen wären die sowieso alle positiv." Ich fragte, ob ich die von ihm verbotenen Lebensmittel auch irgendwann wieder einführen könne. Er meinte dazu, dass wir in drei oder vier Monaten schauen würden, wie es aussieht, ein paar Akupunktur-Behandlungen zur Stabilisierung machen, und ich zumindest Obst irgendwann auf jeden Fall wieder essen kann. Dann schrieb er mir noch einen Plan zur Reduktion des Kortisons und meinte, ich solle in vier Wochen wieder kommen.

Nach diesem Termin war ich geschockter als nach meiner Krankheitsdiagnose. Ich hatte mich noch nie im Leben hinsichtlich der Ernährung eingeschränkt und konnte mich nur sehr mühsam mit dem Gedanken anfreunden, dauerhaft auf Schokolade, Kuchen und andere Süßigkeiten zu verzichten. Trotzdem habe ich – unterstützt durch meine Mutter – die Anordnungen des Arztes umgesetzt, akribisch alle Mittel eingenommen und meine Ernährung umgestellt.

Es hatte tatsächlich geholfen. Während ich vor der Umstellung die typischen Symptome wie Krämpfe, Ziehen im Bauch, Blähungen und vier mal täglich Stuhlgang hatte, war schon nach drei Tagen nichts von alledem zu spüren und der Stuhlgang reduzierte sich auf ein- oder zweimal täglich. Ein ganz neues Gefühl für mich.

Ein typischer Speiseplan sah für mich damals zum Beispiel so aus: morgens ein Teller Haferflocken mit Erdmandeln und ein paar Rosinen (die hatte er mir erlaubt), mittags Putensteak natur mit Dinkelnudeln sowie Gemüse und abends Dinkelbrot mit Käseaufschnitt. Und zwischendurch immer mal wieder etwas Rohkost wie Tomaten, Gurken und Karotten.

Klingt also alles ziemlich gesund und geschmeckt hat es mir auch soweit. Nur konnte ich es von Anfang an kaum erwarten, meine Palette an Nahrungsmitteln zu erweitern. Hinzu kam, dass ich scheinbar weniger Kalorien zu mir nahm als zuvor und daher an Gewicht verlor, so dass ich mich in der Zeit auf etwa 55kg einpendelte. Deutlich zu wenig bei meiner Größe. Trotzdem blieb ich stark und zog die Umstellung durch. Auf eine gewisse Weise war ich natürlich auch begeistert, einen Weg gefunden zu haben, meine chronische Entzündung in den Griff bekommen zu haben. Und von Anfang an habe ich – wahrscheinlich richtigerweise – angenommen, dass die Verbesserung im Wesentlichen durch die Anpassung der Ernährung gelang und nicht durch die vielen homöopathischen Mittel und Probiotika, die mir verschrieben wurden.

Einen Aspekt habe ich damals trotzdem nicht oder nicht genügend bedacht: Ich war noch auf Medikamenten. Und zwar ganz schön vielen. 25mg Prednisolon, 125mg Azathioprin und 3g Mesalazin. Sprich, aus heutiger Sicht weiß ich: Die damals eingeführte Ernährungsweise war zwar besser für mich als die zuvor, aber das hieß nicht, dass sie auch dann noch funktionieren würde, wenn ich die Medikamente reduziert hatte, wie von Dr. K empfohlen.

Zunächst ging aber alles glatt. Als ich innerhalb weniger Wochen bei 17,5mg Prednisolon angekommen war, waren meine Mutter und ich so euphorisch, dass ich den Infliximab-Termin abgesagt hatte.

In der zweiten Sprechstunde mit Dr. K erzählte ich ihm von meinen Erfolgen und er meinte, dass wir auf dem richtigen Weg seien und genauso weitermachen sollten.

Die Probleme fingen erneut an, als ich bei etwa 10mg Kortison täglich war. Ab diesem Punkt sollte ich nur noch in 1mg-Schritten reduzieren, um die Gefahr eines Wiederaufflammens der Krankheit zu minimieren. Trotzdem ist es genau dazu gekommen. Es war wieder gegen Ende der Sommerferien und ich war wieder auf einer Reise. Als Zwischenmahlzeit habe ich mir damals immer Dinkelbrötchen geholt, nach deren Verzehr ich eines Tages Bauchschmerzen bekam und auf die Toilette musste. Das machte mich stutzig und ich habe schon befürchtet, einen erneuten Schub zu bekommen, tat das aber zunächst wieder als übertriebene Sorge ab. Doch in den nächsten Tagen musste ich tatsächlich feststellen, dass ich in eine Abwärtsspirale geraten war: mehr Schmerzen, mehr Stuhgänge, mehr Müdigkeit. Auch als ich wieder zuhause ankam, konnte ich daran nichts ändern, im Gegenteil: Es wurde eher schlimmer. Zudem vermutete ich, Hämorrhoiden bekommen zu haben, da ich eine Schwellung am After feststellte und sich auf der Toilette hellrotes Blut beimengte.

Da ich bei meinem Hausarzt schneller einen Termin bekam, als bei Dr. K., ließ ich mir von ihm Blut abnehmen und kam zu ihm in die Sprechstunde, um ihm von meinem vermuteten Hämorrhoiden-Problem zu berichten. Dort erzählte ich auch, dass ich bei Dr. K. in Behandlung bin, was natürlich auf wenig Begeisterung stieß und es wurde mir – richtigerweise – nahe gelegt, ja nicht komplett auf Medikamente zu verzichten in meinem Zustand. Der Hausarzt untersuchte meinen Enddarm und mit vor Schmerz zusammengebissenen Zähnen musste ich mir anhören, dass das keine Hämorrhoiden seien, sondern eine massive Entzündung des Enddarms. Außerdem vermutete mein Hausarzt einen Abszess am Damm und überwies mich an den Radiologen, damit im MRT geschaut wird, ob sich bei mir eine Fistel gebildet hatte.

Das MRT zeigte keine Fistel, aber einen massiv entzündeten Dickdarm. Das Blutbild ergab einen CRP von fast 80. Diese Befunde zeigte ich Dr. K. Der tastete meinen Bauch ab, meinte es sei alles frei, und verschrieb mir ein anderes homöopathisches Mittel.

Ich weiß bis heute nicht, was mich geritten hat, weiter zu diesem Arzt zu gehen und ihm zu vertrauen.

Wahrscheinlich war es nach den anfänglichen Erfolgen eine Mischung aus Ehrgeiz und Nicht-Wahrhaben-Wollen, dass ich weiter auf diesem Weg versucht habe, meinen Zustand in den Griff zu bekommen. Rückblickend wäre es vernünftig gewesen, das Kortison wieder zu erhöhen, um den vorigen stabilen Zustand wiederherzustellen, doch dafür waren ich – und wahrscheinlich auch mein Naturheilarzt – wohl zu ehrgeizig.

Jedenfalls begann in den nächsten Wochen und Monaten eine dunkle Zeit für mich. Denn ich war nur ein Schatten meiner selbst, habe nur noch funktioniert, bis ich irgendwann durch die akute Krankheit körperlich und psychisch so am Boden war, dass mir selbst der Naturheilarzt Dr. K. eine Prednisolon-Induktions-Therapie verordnet hat. Das war im März 2007. Und danach hatte ich das Vertrauen in seine Methoden verloren.

Das Kortison tat erneut seinen Dienst. Angefangen habe ich mit 50mg und diesmal hielten sich die Wassereinlagerungen zum Glück in Grenzen. Für die Enddarm-Entzündung habe ich von meinem Hausarzt eine Kortison-Creme bekommen. So hat sich mein Zustand allmählich stabilisiert und ich stand wieder vor der Herausforderung, das Kortison herunterzufahren, um nicht in die Gefahr von Langzeitschädigungen zu kommen.

Zwischenfazit: Naturheilkunde mag vielen Menschen helfen, ich würde aber dringend empfehlen, sie höchstens ergänzend zur Schulmedizin einzusetzen. Im Prinzip ging ich nicht anders vor, als im vorigen Kapitel: Ich gab die Verantwortung an einen Arzt ab, anstatt sie selbst zu übernehmen.

Fehler #4: Ich suchte mir erst spät einen niedergelassenen Gastroenterologen

In den nächsten Jahren kam ich nie dauerhaft vom Kortison weg. Und mein Darm blieb durchgehend entzündet – mal mehr, mal weniger. Durch die chronisch aktive Krankheit musste ich meine ganze Energie aufwenden, um die Anforderungen meines Alltags zu bewältigen. Ich war damals im vorletzten Jahr der Schule und viel Kraft für größere Unternehmungen mit Freunden, Partys oder andere Freizeitbeschäftigungen blieb nicht übrig.

Frustriert davon, dass mir mein Hausarzt nicht weiterhelfen konnte, dachte ich, dass es auch kein anderer "normaler Arzt" könnte. Deshalb wandte ich mich erneut an einen mir empfohlenen Arzt mit Schwerpunkt auf Naturheilkunde – in der Hoffnung, dass er für mich ein geheimes "Wundermittel" parat hat, das meine schwerwiegenden Probleme löst.

Tatsächlich hatte er sehr viele Mittel, die er mir empfahl, nur leider bewirkte keines davon irgendwelche Wunder. Teilweise im Gegenteil: Einmal verordnete er mir ein Pulver, das Sauerstoffgase im Dickdarm produziert, mit dem Ziel, anaerobe Bakterien abzutöten. Da eine Stuhlanalyse im Vorfeld ergab, dass bei mir ein Bakterium namens Clostridium Species in meiner Darmflora zu häufig vorkam, behauptete er, das Pulver sei die Lösung meiner Probleme. Weit gefehlt, denn danach hatte ich vier Wochen ununterbrochen Durchfall, ohne den Hauch einer Besserung zu spüren. Ein ähnliches Ergebnis brachten Basentabletten, die er mir aufgrund einer angeblichen Übersäuerung verschrieb. Wieder nur Durchfall und noch stärkere Symptome als vorher.

Lange blieb ich also auch bei diesem Arzt nicht in Behandlung und zwischen 2009 und 2012 schlug ich mich weiterhin mit Hilfe von Kortison durch. Wenn es mir ganz schlecht ging, nahm ich ein paar Tage hintereinander eine höhere Dosis ein, damit ich die nächsten Wochen wieder einigermaßen durchstehen konnte. Heute kann ich wahrscheinlich von Glück reden, dass ich – außer ein paar Hautstreifen – keine nachhaltigen Schädigungen durch die jahrelange Einnahme des Kortisons erfahren habe.

Erst in 2013, als ich einmal mehr bei meinem Hausarzt für eine Krankschreibung vorstellig war, empfahl mir dessen Vertretung, einen niedergelassenen Gastroenterologen aufzusuchen. Zu diesem Zeitpunkt bemerkte ich – zusätzlich zu meinen üblichen Beschwerden –, dass der Toilettengang immer schwerer fiel und dass der Stuhlgang teilweise bleistiftdünn geformt war.
Als ich dann beim Gastroenterologen vorstellig war, berichtete ich natürlich auch von dieser Beobachtung und er erklärte sowohl eine Magen- als auch eine Darmspiegelung durchführen zu wollen, um ein klares Bild meines aktuellen Zustands erhalten zu können. Die Magenspiegelung war unauffällig. Die Darmspiegelung hingegen konnte nicht durchgeführt werden, da eine hochgradige Vernarbung im Enddarm den Durchgang verhinderte. Diese war nur knapp fünf Millimeter weit. Damit hatte ich also meine Erklärung für die hinzugekommenen Symptome.

Mein Gastroenterologe schickte mich ins Krankenhaus, um abklären zu lassen, inwieweit man diese Stenose operativ behandeln kann, und um die Darmspiegelung nachzuholen. Dort erklärte man mir, ich würde einen künstlichen Ausgang bekommen, würde man die Stenose entfernen. Denn sie sei zu nah am Schließmuskel, weshalb man den Darm nicht mehr unten annähen könne. Alternativ dazu bot man mir an, zu versuchen die Stenose zu weiten. Das hatte dann auch funktioniert und die Darmspiegelung konnte durchgeführt werden. Das Ergebnis: mäßig aktive Entzündung im gesamten Colon und terminalen Ileum.

Gemeinsam mit meinem Gastroenterologen entschied ich mich daraufhin, eine Behandlung mit Adamilumab zu beginnen. Dies ist ein Immunsuppressivum, das an einen bestimmten Stoff im Entzündungsprozess bindet, um diesen zu dämpfen. Das Problem war nur: Das Medikament verursachte bei mir Sehstörungen und Parästhesien – ein Kribbeln in den Extremitäten. Zur Abklärung musste ich zum Neurologen, der empfahl, das Medikament abzusetzen. Zum Glück verschwanden diese Symptome danach wieder.

Erst Ende 2014 kam ich erstmalig vollständig vom Kortison weg – mit Hilfe eines anderen Medikaments: Methotrexat, kurz MTX. Hierbei handelt es sich um ein Immunsuppresivum, das man Crohn- und Colitis-Patienten in der Regel nur als Alternative zu Azathioprin gibt, da MTX meist mehr Nebenwirkungen verursacht. Und so war es auch bei mir: Übelkeit, Schwindel und Müdigkeit am Tag nach der Einnahme. Ich musste das Mittel einmal die Woche spritzen. Hinzu kamen Haarausfall und eine leichte Entzündung der Mundschleimhaut. Im Gegenzug bekam ich aber fast komplette Symptomfreiheit, was meinen Darm betraf und konnte endlich das Kortison vollständig und nachhaltig ausschleichen.

Ein Jahr später war es jedoch so, dass sich meine Leberwerte erhöhten und ich das MTX deshalb um etwa die Hälfte reduzieren musste. Gemeinsam mit meinem Gastroenterologen beschloss ich daher, zusätzlich Budesonid einzunehmen, was meinen Zustand wieder weitgehend stabilisierte, aber auch mit

Wassereinlagerungen einherging. Trotzdem kam ich mit diesen beiden Medikamenten – MTX und Budesonid – zunächst gut zurecht.

Zwischenfazit: Erst acht Jahre nach meiner Erstdiagnose habe ich mich in die Dauerbehandlung eines Facharztes begeben, der meinen Zustand engmaschig mit Ultraschalls kontrollierte und ausgewiesene Erfahrung in der Therapie von CEDs hatte. Viel zu spät. Was mich zusätzlich zu seiner Expertise überzeugte: Dieser Arzt agierte auf Augenhöhe mit mir – wenn ein neues Medikament eingesetzt werden sollte, trafen wir die Entscheidung immer gemeinsam.

Fehler #5: Ich testete eine extreme Diät vor einer weniger extremen

Anfang 2016 habe ich auf der Rückfahrt von einer Geschäftsreise ein sehr interessant klingendes Buch entdeckt, in dem es darum ging, wie man chronische Darmentzündungen selbst heilen kann: ganz natürlich – durch eine Ernährung, die fast ausschließlich aus Frucht- und Gemüsesäften besteht. Ich weiß noch genau, wie aufgeregt und hoffnungsvoll ich war, endlich die richtige Ernährungstherapie für mich gefunden zu haben. Und da die meisten Rezensionen sehr positiv und vielversprechend waren, landete das Buch in meinem Warenkorb – zusammen mit einem Standmixer, den ich für die Zubereitung der empfohlenen Smoothies brauchen würde.

Ein Tag später war das Buch da – und es hat sich alles so schlüssig angehört: Ich las davon, dass Entzündungen im Rahmen von CEDs eine Entgiftungsreaktion des Körpers auf falsche, insbesondere fleischbetonte Ernährung seien. Dass auch viele Säugetiere enorm viel Kraft und Masse aufbauen, nur durch eine vegane, Obst-betonte Ernährung. Und dass der an einer CED erkrankte Autor des Buches seine lange Leidensgeschichte erst durch diese

Diät endlich beendet hat.

Als auch der Standmixer bei mir ankam, fuhr ich ganz euphorisch zum nächstgelegenen Supermarkt. Ich kaufte Ananas und Melonen, Äpfel und Orangen, Brokkoli und Zucchini sowie viele andere empfohlene Lebensmittel. Zuhause legte ich sofort los mit dem Schnippeln der Früchte und dem Zubereiten der Smoothies. Und ich freute mich diebisch darauf, ähnliche Resultate zu erzielen wie der Autor des Buches und die vielen Rezensenten. Was soll ich sagen –sogar schon eine Woche nach Beginn der Diät konnte ich mein Fazit ziehen:

Es hat nicht geholfen. Damit meine ich, überhaupt nicht. Mein Darm fühlte sich an wie eine einzige schmerzhafte Walze. Die Stuhlfrequenz lag statt bei vier Mal bei acht Mal am Tag. Und ich hatte zwei Kilo an Gewicht verloren. Ich war natürlich neugierig, ob es anderen Betroffenen in den ersten Tagen der Diät auch so ging und ob das vielleicht mit "Entgiftungserscheinungen" zu tun hat, dass die Symptome bei mir erst schlimmer wurden. Also las ich die negativen Rezensionen genauer durch und fand einige, die behaupteten, dass diese vegane Diät bei ihnen Blutungen verursacht habe und die Diät gefährlich sei. In einem YouTube-Video berichtete jemand, er habe an der Diät Monate lang festgehalten im Glauben daran, dass seine Darmentzündung nur Entgiftungssymptome seien, bis er sich irgendwann völlig ausgemergelt eingestanden hat, dass die Diät einzig negative Auswirkungen auf ihn hat.

Ich glaube gerne, dass vegane Diäten einigen CED-Patienten bereits halfen, und möchte sie keinesfalls schlecht reden. Bei mir verschlechterte sich der Zustand jedoch und ich möchte jedem davon abraten, eine Diät monatelang durchzuführen in der Hoffnung, dass es irgendwann doch noch besser wird.

Nach diesem Rückschlag glaubte ich nicht mehr daran, meine chronische Entzündung allein durch Ernährungsumstellung in den Griff zu bekommen. Ich brach die vegane Diät ab – mit der Idee, als nächstes die Paleo-Diät auszuprobieren. Doch ich fand nicht die Motivation zur Umsetzung. Also ging es weiter wie zuvor, mit MTX und Budesonid, mit Bauchschmerzen und unregelmäßigen Stuhlgängen.

Zwischenfazit: Verglichen mit der Obst- und Gemüse-Diät wäre die Paleo-Diät nicht nur viel besser für mich gewesen, sondern auch einfacher umzusetzen. Daher mein Tipp: Beim Testen von Nahrungsumstellungen besser erst die einfacher umzusetzenden Diäten wählen, bevor man zu den extremen übergeht.

Wie ich die richtige Ernährungsweise für mich entdeckte

Um mein Wohlbefinden zu steigern, erhöhte ich das Budesonid im Frühjahr 2016 auf die doppelte Dosis verglichen mit der vom Hersteller angegebenen Höchstdosis. Das hatte ich auch meinem Arzt so erzählt. Die Symptome wurden dadurch etwas besser, aber meine Wassereinlagerungen verstärkten sich – daher denke ich, dass ich zu der Zeit genauso gut systemisches Kortison hätte nehmen können.

Kurze Zeit später schlug mir mein Gastroenterologe vor, eine Therapie mit Vedolizumab zu beginnen, da mein Zustand unter MTX und Budesonid nicht stabil war. Bei Vedolizumab handelt es sich rudimentär ausgedrückt um einen Antikörper, der ganz gezielt verhindert, dass aktivierte Lymphozyten ins Darmgewebe einwandern, wodurch eine weitere Entzündung unterdrückt wird. Theoretisch muss dann nur die bereits vorhandene

Entzündung abheilen, und alles wird gut. Theoretisch.

Ich glaube, Vedolizumab ist kein schlechter Wirkstoff. Zumindest hat er bei mir – außer leichten Kopfschmerzen – keine nennenswerten Nebenwirkungen verursacht. Kein Vergleich mit MTX, das ich mehr und mehr satt hatte und so wenig wie möglich davon nahm. Vedolizumab wird über Infusionen verabreicht, in der Regel alle acht Wochen. Ich spürte einen leichten positiven Effekt. Und zwar in der Hinsicht, dass sich mein Darm direkt nach der Infusion und ein paar darauffolgende Tage lang weniger gereizt und etwas angenehmer angefühlt hat. Mehr ging leider nicht. Die anderen Medikamente konnte ich nicht reduzieren – ohne MTX beispielsweise wurden die Symptome gefühlt doppelt so stark. Es heißt, dass es gut drei Monate dauern kann, bis Vedolizumab seine volle Wirkung entfaltet. Doch auch nach diesem Zeitraum spürte ich keinen Fortschritt.

Darüber hinaus gab es ein weiteres Problem, das mir zunehmend Probleme bereitete: meine Stenose im Enddarm. Jeweils in 2013 und 2014 wurde die Engstelle bereits geweitet, doch sie schien wieder enger zu werden – wahrscheinlich aufgrund der nach wie vor bestehenden Krankheitsaktivität. Ich berichtete meinem Gastroenterologen von den zunehmenden Schwierigkeiten beim Toilettengang und folgte seiner Empfehlung, einen Termin im Krankenhaus zu vereinbaren. Er empfahl eine Dilatation der Stenose und eine Kontrollspiegelung des Dickdarms.

Ich bekam den Termin im Juni. Die Koloskopie zeigte eine mäßige Entzündungsaktivität am Übergang vom Dünn- zum Dickdarm sowie im absteigenden Dickdarm und Sigma. Die Stenose wurde auf 15 Millimeter aufgedehnt. Bei der Entlassung empfahl mir die Ärztin, mich in einem Monat erneut vorzustellen, um die Dilatation zu wiederholen. Und das war auch nötig.

Dilatationen von narbigen Stenosen bergen die Gefahr, dass das geweitete Gewebe nach der Behandlung noch stärker vernarbt und der Darm an der betroffenen Stelle noch enger wird. Diesem Risiko war ich mir bewusst, ließ mich aber trotzdem auf die weitere Prozedur ein. In der Folge wurde meine Stenose vier Mal im Abstand von zwei bis vier Wochen geweitet. Als die Behandlung im November erneut durchgeführt wurde, untersuchte der Arzt auch das Sigma und fand einen anscheinend verdächtig aussehenden Polypen. Ich solle schnellstmöglich einen Termin machen zur kompletten Koloskopie mit gereinigtem Darm, um abzuklären, ob er gut- oder bösartig ist.

Wie heißt es noch in dem berühmten Batman-Film: "Am dunkelsten ist die Nacht kurz vor der Dämmerung." Genau dieses Zitat spiegelt die Situation wider, in der ich mich damals befand. Ich war ziemlich am Boden: Zu einer chronisch aktiven Entzündung, die ich nicht lindern konnte, und zu einer Stenose, die drohte immer enger zu werden und in einem künstlichen Darmausgang zu enden, kam auch das noch dazu – die Angst vor Krebs.

„Wahrscheinlich nur ein Pseudopolyp", sagte der Arzt zu mir, nachdem ich ziemlich high aus meinem Dämmerschlaf aufgewacht war. „Aber Ihr Darm ist stark entzündet, noch mehr als bei der letzten Koloskopie im Juni." Die histologische Untersuchung des Polypen bestätigte die Einschätzung des Arztes. Pseudopolypen sind harmlose Wucherungen, die durch eine überschießenden Heilungsprozess der Schleimhaut entstehen.

Blieb noch die Entzündung. Und darüber dachte ich – einmal mehr – lange nach. Ich ließ meine gesamte

Krankheitsgeschichte Revue passieren und führte mir meine aktuelle Situation vor Augen. Meine Schlussfolgerung: Lange wird das wohl nicht mehr gut gehen. Irgendwann werde ich eine Operation brauchen, ob in einem Jahr oder in fünf. Auch wenn das natürlich kein Weltuntergang gewesen wäre – ich wollte trotzdem nichts unversucht lassen, einen chirurgischen Eingriff zu vermeiden.

Also recherchierte ich erneut. Bei Google, YouTube, Amazon – via Smartphone in meinem Krankenhausbett. Und erneut stieß ich auf die Paleo-Diät, von der ich mir schon früher vorgenommen hatte, sie zu testen. Aber ich fand auch die Spezielle Kohlenhydratdiät, die einige Übereinstimmungen mit der Paleo-Diät aufweist und eigens für Darmkranke entwickelt wurde. Ich war erstaunt darüber, dass es so viele Informationen und positiven Erfahrungsberichte zu dieser Diät gibt. Trotzdem blieb ich natürlich skeptisch aufgrund meiner bisherigen – oft schlechten – Diät-Erfahrungen. Meiner Motivation, die SCD auszuprobieren, tat das aber keinen Abbruch, mein Leidensdruck war einfach zu groß. Allein schon, weil ich die Hühnerfrikassee mit Reis, die mir nach der Untersuchung serviert wurde, nicht vertrug und die darauffolgende Nacht zum Albtraum wurde.

Zu Hause startete ich sofort durch – auch wenn mir klar war, dass ich bereits in der darauffolgenden Woche die Diät pausieren musste, da ein 10-tägiges Meditations-Seminar geplant war. In den nächsten Tagen stellte ich meine Ernährung um, entsprechend der sogenannten Intro-Diät. Ziel dahinter ist es, den Darm möglichst zu entlasten, die Darmflora „ins Gleichgewicht" zu bringen und Entzündungsprozesse zu reduzieren. Vorwiegend auf den Tisch sollen mageres Fleisch, gekochte Möhren und viel Knochenbrühe kommen. Auf die Knochenbrühe wird besonderen Wert gelegt, da sie Durchfälle lindern und dem

Darm bei der Regeneration helfen soll, indem sie ihn mit Mineralien versorgt. Schade nur, dass ich durch die Brühe erst recht Durchfall bekam. Jedoch habe ich die Knochenbrühe daraufhin einfach weggelassen und mich von Hähnchen- und Putenbrust, Eiern, Hartkäse und gekochten Möhren ernährt. Zum Nachtisch gab es entweder Apfelmus oder Wackelpudding aus Fruchtsaft.

Und tatsächlich: Die Diät schlug an. Zumindest, nachdem ich den Wackelpudding und das Apfelmus auf ein Minimum reduziert hatte, denn beides verursachte bei mir Beschwerden wegen des Fruchtzuckers. So wurden die Bauchschmerzen und der Stuhlgang Tag für Tag weniger, zugegeben nahm ich aber auch etwas ab.

Dass die Diät bereits in dieser ersten Woche anschlug, spürte ich ganz deutlich in der zweiten Woche, als ich mich wie geplant im Meditations-Seminar aufhielt, wo ausschließlich vegetarisch serviert wurde. Über diese zehn Tage ließe sich ein eigenes Buch schreiben, daher hier nur so viel: Ich bin froh über diese Erfahrung und bereue auch nicht, die kompletten zehn Tage durchgezogen zu haben. Doch in Sachen Ernährung tat mir diese Zeit überhaupt nicht gut: Morgens gab es Haferschleim, mittags meist ein Gericht basierend auf Reis oder Kartoffeln und abends nur Obst und Tee. In diesen zehn Tagen habe ich zusätzlich zu meinen gewohnten Medikamenten meine Notfallreserve Kortison verbraucht – das waren 150mg, verteilt auf drei Tage. Trotzdem ging es mir deutlich schlechter als in der Woche zuvor, in der ich mich an der SCD versucht hatte. Während ich also dasaß, meditierte und meinen Stuhlgang zurückhielt, versprach ich mir selbst: Ich werde das Experiment SCD fortführen.

Und ich hatte Erfolg. Erneut startete ich die Intro-Diät und ich bekam meine Beschwerden schnell wieder unter Kontrolle. Während des Schweigeseminars hatte ich mir eine Dosis MTX verpasst. Wie sich herausstellen sollte, war das die letzte meines Lebens. In Absprache mit meinem Gastroenterologen nahm ich das Medikament nicht weiter. Natürlich weihte ich ihn auch in meine neue Ernährungsform ein und zumindest riet er mir nicht davon ab. Bis Dezember 2016 schlich ich auch das Budesonid aus, ohne einen Rückfall zu erleiden.

Was habe ich in dieser Zeit gegessen? Neben den Lebensmitteln, die ich schon in der Intro-Diät genutzt hatte, kamen im Wesentlichen hinzu: Schinken, gekochter Blumenkohl, Zucchini, Brokkoli sowie Dextrose. Ab und zu auch etwas Obst. Allzu viel Pflanzliches und Ballaststoffhaltiges vertrage ich aber bis heute nicht. Daher ergänze ich meine Ernährung mit Multivitamin-Kapseln, um möglichen Mängeln vorzubeugen. Auch wenn diese Kapseln „SCD-illegale“ Stoffe wie Maisstärke enthalten, vertrage ich sie ohne Probleme.

Grundsätzlich versuche ich die SCD nicht zu dogmatisch zu sehen und mich nicht von ihr unnötig einschränken zu lassen. Das einzige, worauf ich wirklich hundertprozentig achte, ist, wirklich gar keine getreidehaltigen Lebensmittel oder Kartoffeln zu mir zu nehmen. Darüber hinaus esse ich so ballaststoffarm wie nötig, um den Darm so gut es geht zu entlasten aber gleichzeitig keine Verstopfung zu verursachen.

Fazit: Ich bin gesund. Aber nicht geheilt.

Ein Ultraschall im Dezember – da war ich einen Monat auf der SCD – zeigte einen deutlichen Rückgang der Entzündung, obwohl ich zwei von drei Medikamente abgesetzt hatte. In der nächsten Kontroll-Spiegelung im August 2017 waren der Dickdarm und das terminale Ileum komplett in Remission sind. Das erste Mal nach 13 Jahren

Krankheit und knapp 10 Spiegelungen! Eine weitere Koloskopie ergab dasselbe Ergebnis: entzündungsfrei.

„Entzündungsfrei" liest sich natürlich so, als hätte ich jetzt gar keine Probleme mit dem Bauch mehr. Ein paar Spuren hat die jahrelange Entzündung aber schon hinterlassen. Zum Beispiel die erwähnte kurzstreckige Stenose und einige weitere Vernarbungen im Descendens, welche manchmal Krämpfe verursachen. Jedoch fühle ich mich seit Beginn der SCD nicht mehr müde und abgeschlagen, habe volle Energie und hab es geschafft durch Fitness-Training und viel Essen in den letzten 1,5 Jahren 12kg Masse aufzubauen (bei 1,77cm von 64kg auf 76kg,).

Reicht mir alleine die SCD, um in Remission zu bleiben? Nein. Denn ein Versuch, Entyvio – das letzte verbleibende Medikament – wegzulassen, ist gescheitert. Sprich: Derzeit benötige ich sowohl Entyvio als auch die SCD.

Um deine eigene CED in den Griff zu bekommen, empfehle ich dir grundsätzlich möglichst viele Stellschrauben zu optimieren. Das heißt, sich nicht nur auf Ärzte und Medikamente zu verlassen (nochmal: Es steht außer Frage, dass die unverzichtbar sind), sondern auch Ernährung, sportliche Aktivität und Stresslevel zu optimieren. Beispielsweise habe ich mein Arbeitspensum auf 80% heruntergeschraubt und lasse mir regelmäßig Shiatsu- und Orthobionomie-Behandlungen geben, was mir nochmal mehr Wohlbefinden und Lebensqualität verschafft.

Das klingt jetzt abgedroschen, aber das meine ich wirklich so: Wenn dieser Erfahrungsbericht auch nur einem oder einer Betroffenen geholfen hat, der SCD eine (erneute) Chance zu geben und etwas am eigenen Gesundheitszustand zu verbessern – dann war es die Mühe für mich wert. Ich wünsche dir alles Gute.

Printed in Poland
by Amazon Fulfillment
Poland Sp. z o.o., Wrocław

85951969R00040